ஞெகிழி

பூவுலகின் நண்பர்கள்

எதிர் வெளியீடு
பூவுலகின் நண்பர்கள்

நெகிழி

முதல் பதிப்பு: ஜனவரி 2012
இரண்டாம் பதிப்பு: டிசம்பர் 2017

பூவுலகின் நண்பர்கள்
எதிர் வெளியீடு

எதிர் வெளியீடு,
96, நியூ ஸ்கீம் ரோடு, பொள்ளாச்சி - 642002.
தொலைபேசி: 04259 -226012, 99425 11302.
விலை: ரூ. 40

Negili

First Edition: January 2012
Second Edition : December 2017

Published by
Ethir Veliyeedu, 96, New Scheme Road. Pollachi - 642 002.
Email: ethirveliyedu@gmail.com
www.ethirveliyedu.in

Price: ₹ 40

ISBN : 978-93-87333-20-8

Layout : Publishing Next
Printed at Jothy Enterprises, Chennai.

All rights reserved. No part of this book may be reprinted or reproduced or utilised in any form or by any electronic, mechanical or other means, now known or hereafter invented, including photocoping and recording, or in any information storage or retrieval system, without permission in writing from the Publisher.

அறிமுகம்

இன்றைய அறிவியல் வளர்ச்சியைக்கண்டு பெருமைப்படும் அதேநேரத்தில், அறிவியல் என்பது தனிப்பட்ட ஒரு சிலரின் கையில் அகப்பட்டுக்கொண்டு அல்லலப்படுவதைக் கவனிக்க வேண்டும்— பணத்தைப் போல. அது மக்களுக்கான அறிவியல் கண்டுபிடிப்புகளாக மாறாதவரை அதை நமக்கான அறிவியல் வளர்ச்சி என்று கூறமுடியாது.

குறிப்பாக, இன்றைய அறிவியல் வளர்ச்சி, நம் பண்பட்ட நாகரீக வாழ்க்கையின் பண்பாட்டுத் தளங்களை அழித்து போலியான வாழ்க்கைச்சூழலை உருவாக்கி வருவதோடு, சுற்றுச்சூழலில் மிகப்பெரிய தாக்கத்தையும் ஏற்படுத்தி வருகிறது. அதன் விளைவாக கமழிப் படலம் (Ozone) ஓட்டை, நீர்வளம் குறைதல், நிலம், நீர், காற்று போன்றவை பாதிப்புக்குள்ளாகி வருவதால் நாம் நெருக்கடியான சூழலில் சிக்கிக் கொண்டு திணறுகிறோம்.

இன்றைய வாழ்க்கை முன்னேற்றப் பாதையை(?) நோக்கிச் செல்வதாகக் கூறுகிறார்கள். ஒருபுறம் சாரமற்ற, மேல்நாட்டு நாகரீக வாழ்க்கையின் துய்த்தெறிவுப் பண்பாட்டின் மூலம் நம் வாழிடங்ளைக் குப்பை மேடுகளாக மாற்றி வருகிறோம். மறுபுறம், மரபுவழி வாழ்க்கையின் மூலம் நாம் காத்து வந்த நிலம், நீர், காற்று ஆகியவற்றைச் சீரழித்து வருகிறோம். அதையே நாம் 'வளர்ச்சி' என்றும கூறிக்கொள்கிறோம். விளைவு? சீரழிவுதான்.

அப்படிப்பட்ட பகட்டான நாகரீக வாழ்க்கையின் வெளிப்பாடாகத்தான் நாம் இப்போது பல்வேறு பொருட்களை பயன்படுத்தி வருகிறோம். அப்படிப் பயன்படுத்தி, நம் சுற்றுச்சூழலுக்குப் பாதிப்பை ஏற்படுத்திவரும் ஒரு பொருள்தான் ஞெகிழி (Plastic). ஞெகிழியை நாம் அளவுக்கு மீறிப் பயன்படுத்தி நமக்கு நாமே சிக்கல்களை உருவாக்கி வருகிறோம். சுற்றுச்சூழலில் ஞெகிழியின் விளைவுகள் குறித்த செய்திகளை அறிந்துகொள்வதற்கு முன், நம் வாழ்க்கையில் சுற்றுப்புறச் சூழலின் பங்கு குறித்து அறிந்துகொள்வோம்.

சுற்றுச்சூழல் குறித்து:

நம்மைச் சுற்றியுள்ள நிலம், நீர், காற்று, வானம், காடுகள், விலங்கினங்கள், செடி, கொடி, மரங்கள், மக்கள் கூட்டம் ஆகியவற்றுக்கிடையே ஒன்றுக்குள் ஒன்று கொள்ளும் உறவில், மக்கள் நல வாழ்வையும், மாசுபடாத இயற்கை நிலையையுமே 'சுற்றுப்புறச் சூழல்' எனலாம்.

அதாவது, மேற்கூறியவை ஒன்றுடன் ஒன்று சார்ந்திருக்கும் தன்மைதான் சுற்றுச்சூழலின் அடிப்படையாகும். சான்றாக, நீர் என்பது நிலங்களுக்குப் பாசனமளித்து செடி, கொடி, மரங்களுக்கு உதவுகிறது. செடி, கொடி, மரங்கள் காற்றைத் தூய்மையாக்குகின்றன. நிலம் என்பது மக்களுக்கும், விலங்குகளுக்கும், செடி, கொடி, மரங்களுக்கும் உணவளிக்கிறது. அதற்கீடாக நிலம் அவற்றிடமிருந்து தன் தேவைகளைப் பெற்றுக்கொள்கிறது. இது ஒரு சுழற்சியாக நடந்துவரும் செயல். இதில், ஏதாவது ஒன்றின் தொடர்பில் பாதிப்பு ஏற்படுமானால் அது இயற்கையைக் கேடுறச் செய்வதுடன் மக்கள் கூட்டத்தையும் பெரும் பாதிப்பிற்குள்ளாக்குகிறது.

இப்படி, இயற்கையிலிருந்து பல்வேறு வகைகளில் பயன் பெற்றுவரும் நாம், அத்தன்மையோடு ஒத்து வாழாமையால், அறிவியல் வளர்ச்சி என்ற பெயரில் சீர்கேடுகள் ஏற்படுத்தக் கூடிய பல பொருட்களை உருவாக்கி, பயன்படுத்தி வருகிறோம். அந்த வகையில் ஞெகிழி என்ற பொருள் நம் வாழ்க்கையில் எந்த அளவு கொடுமையாகப் பயன்படுத்தப்பட்டு வருகிறது என்பதை நம் ஒருவரின் ஒருநாள் காலைப் பொழுதிலிருந்து அறியலாமா?

காலையில் எழுந்ததும் பல் துலக்கப் பயன்படுத்தும் பல் தூரிகை (tooth brush) பற்பொடி/ பற்பசை அடைப்பான்கள் ஞெகிழியால் செய்யப்பட்டவை. பால், ஞெகிழி உறைகளில்.

தேநீர் வடிகட்டப் பயன்படும் வடிகட்டி (filter) ஞெகிழிதான். குளிக்கச்சென்றால் குழாய், ஞெகிழியால். தண்ணீர்த் தொட்டியும் ஞெகிழிதான், வாளி, முகவை (mug), வழலைப் பெட்டி (soap box) என அனைத்தும் ஞெகிழியால் செய்யப்பட்டவையே. குளித்துவிட்டு, உடைகளைக் காயவைக்கப்போனால் கயிறும் ஞெகிழி. உடைகளைப் பிடித்திருப்பதும் ஞெகிழிப் பிடிப்பான்கள்(clips) தான்.

தலைவாரச் சென்றால் ஐயோ! சீப்பும் ஞெகிழி. அது மட்டுமா? எண்ணெய்ப் புட்டில், முக மாவு (face powder), குழைவுகள் (creams) எல்லாம் ஞெகிழி அடைப்பான்களில். வேலைக்குச் செல்வதற்கு முன் சாப்பிடச் சென்றால் சாப்பிடத் தேவையான உணவுகள்கூட ஞெகிழி அடைப்பான்களில் அல்லது உறைகளில்.

இதுமட்டுமல்ல, குளம்பியை அருந்தச் சென்றால் ஞெகிழிக் குவளை கண்டிப்பாக உண்டு. பழச்சாறு, பனிக்குழைவு எல்லாமே ஞெகிழிகளில்தான். பெப்சி, கோக கோலா ஞெகிழிப் புட்டில்களில். ஏதாவது பொருட்கள் வாங்கப்போனால், தூக்குப் பையில் போட்டுத் தருகிறார்கள் - நாம் கேட்காமலேயே. திருமணத் தாம்பூலப் பை, திருமண அழைப்பிதழ் ஆகியவற்றைக் கூட ஞெகிழியில் தரும் ஒரு புதிய பண்படாப் பண்பாட்டை உருவாக்கி இருக்கிறார்கள். இப்படி, நம் வாழ்வில் நாள்தோறும் பயன்படுத்தும் பொருட்களாக வளர்ச்சி அடைந்து பல்வேறு வடிவங்களில் பயன்படுத்தி ஞெகிழியின் பிடியிலிருந்து நம்மை நெகிழா வண்ணம் செய்துள்ளனர்.

இந்த அளவுக்கு நமக்குப் பல வகையிலும் பயன்படும்(!) ஞெகிழியை நாம் ஏன் ஒரு சிக்கலாகக் கருதவேண்டும்?

ஞெகிழியின் வேதியல்

ஞெகிழி, 20- நூற்றாண்டு அறிவியல் உலகத்தின் ஒரு கண்டுபிடிப்பு. ஞெகிழியாலான பொருட்கள் உடையாமலும், ஈரம்படாமலும், எடை குறைவாகவும், மின் கசிவு ஏற்படாமலும் இருப்பதால் ஞெகிழிப் பொருட்களைப் பயன்படுத்தலாம் என நீங்கள் நினைக்கலாம். மேலும், ஞெகிழியைக் குறைகூறி ஒதுக்குவதன் மூலம் அறிவியலைக் குறை கூறுவதோடு நாம் கற்காலத்திற்குச் சென்றுவிடுவோம் எனவும் நீங்கள் நினைக்கலாம்.

ஆனால், உங்கள் நினைப்பு தவறு. ஏனெனில், ஒரு பொருளின் பயன்பாட்டை மட்டுமே கொண்டு அதன் சிறப்புகளை மதிப்பிட முடியாது. அது நம் சுற்றுச்சூழலில் ஏற்படுத்தும் தாக்கத்தையும் கணக்கில் எடுக்கவேண்டும். குறிப்பாக, ஞெகிழி, வேதியல் பொருட்களைக் கொண்டு உருவாக்கம் செய்யப்படுவதால், நாம் அதன் வேதியல் செயற்பாடுகள் குறித்து அறிந்துகொள்வது நல்லது. எனவே, ஞெகிழியின் உருவாக்கம் குறித்துப் பார்ப்போம்.

கரியச் சேர்மத்துடன் (cabon compound) கன்னெய் அல்லது இயற்கைவளி (natural gas) இவற்றில் ஏதேனும் ஒன்றுடன் நீரகத்தையும் (hydrogen) சேர்த்து கட்டுப்படுத்தப்பட்ட நிலைகளில், உயர்வெப்பத்தினைச் செலுத்தி, நீர்க்கரிய விண்மி (ethylene) என்ற தனி மூலக்கூறுகளைப் பெறுகிறார்கள். பல, நீர்க்கரிய விண்மி மூலக்கூறுகள் ஒன்று சேர்ந்ததே, பலவிண்மி (polyethylene). இவ்வாறு தனி மூலக்கூறுகளை ஒன்றிணைக்கும் செய்முறையே பலபடியாக்கம் என அழைக்கப்படுகிறது.

உண்மையில், இந்தப் பலவிண்மி ஒரு கூட்டுச் சேர்மம். இது ஆயிரக்கணக்கான கரிய அணுவைக் கொண்டது. ஒவ்வொன்றும் மற்ற அணுக்களால் சூழப்பட்டிருக்கும். இது உருக்கிய நிலையிலிருப்பதால், உருவாக்கும் முறைகளுக்கு ஏற்ப பலவகைப்பட்ட ஞெகிழிப் பொருட்களைப் பெறமுடியும். அழுத்தியோ அல்லது சுருட்டியோ ஞெகிழித் தாள்களைச் செய்யலாம். உருக்கினால் புட்டில்களைப் பெறலாம்.

இதைப்போன்றே, நீரகத்திற்கு மாற்றாகப் பாசிகத்தையோ (chlorine) உயிரகத்தையோ (oxygen), வெடியகத்தையோ (nitrogen) பயன்படுத்திப் பலபடிமச் சேர்மங்களின் மூலம் பல்வேறு ஞெகிழி வகைகளை உருவாக்கலாம்.

ஞெகிழித் தொழில்நுட்பவியலர், பலவிண்மியுடன் சில வேதி மாற்றங்களைச் செய்து வேறுபட்ட பண்புகளும், பயன்பாடும் உடைய குறைவடர்த்திப் பலவிண்மியையும் உயர்வடர்த்திப் பலவிண்மியையும் உருவாக்கியுள்ளனர்.

குறைவடர்த்திப் பலவிண்மி, அதிக அளவு நெகிழ் நிலையில் இருப்பதால், பொதிவீடு (packaging) ஒண்தகடு (Lamination) மற்றும் பைகள் செய்யப் பயன்படுகிறது. உயர்வடர்த்திப் பலவிண்மி சற்று இறுக்கமான நிலையிலிருப்பதால் உருளப்பேழை (Drums), புட்டில்கள் மற்றும் பிற இல்லப் பயன்பாட்டுப் பொருட்கள் செய்யப் பயன்படுகிறது. தனி மூலக்கூறுகளை வேறுவேறு முறைகளில் ஒன்று சேர்த்தால் வேறு வகைப்பட்ட ஞெகிழிப் பொருட்களை உருவாக்கலாம்.

பல விண்மயக் கட்டமைப்பு, பல நீர்க்கரியப் புரக்கோழிலியனை (polypropylene) விட மாறுபட்டு இருப்பதைப் படத்தில் காணலாம். *(படம்-1)* நீர்க்கரிய விண்மி (ethylene) தனி மூலக்கூற்றினைப் பிரித்தால் கிடைக்கும் பல நீர்கரியப் புரக்கோழிலியனைக் கொண்டு கைப்பேழகம் (Suitcase) செய்யப்படுகிறது.

மேலும், மேற்காணும் வேதியல் பொருட்கள் மட்டுமன்றி, ஞெகிழிமைத் துண்டிக்காக (Plasticizer) சில வேதியல் பொருட்களும், வண்ணத்திற்காக ஒரு சில வேதியல் பொருட்களும் ஞெகிழி உருவாக்கத்தில் சேர்க்கப்படுகின்றன. அதாவது 90% பொருட்கள் வேதியல் பொருட்களாக இருப்பதால், வேதியல் தாக்கம் என்பது ஞெகிழிப் பொருட்களில் தவிர்க்க இயலாததாகிவிடுகிறது.

ஞெகிழி உருவாக்கம்

(படம் 1)

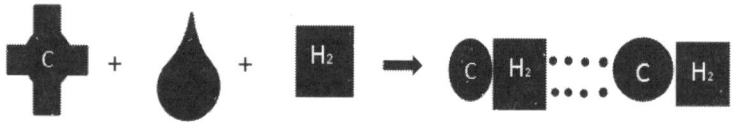

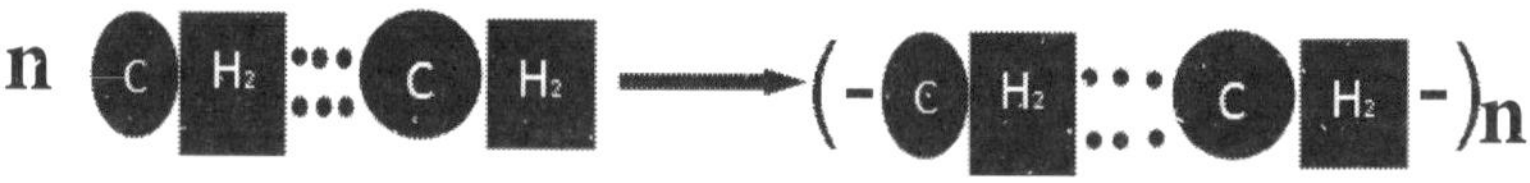

C
கரியச்சேர்மம் (Carbon Compound)
இயற்கை வளி (அ) கன்னெய் (Natural Gas or Petroleum)
நீரகம் (Hydrogen)
நீர்க்கரிய விண்மி(தனிமூலக்கூறு) (Ethylene(Monomer))

n
C
n
நீர்க்கரிய விண்மி (Ethylene)
பலபடியாக்கம் (Polymerisation)
பல விண்மி (Polyethylene)

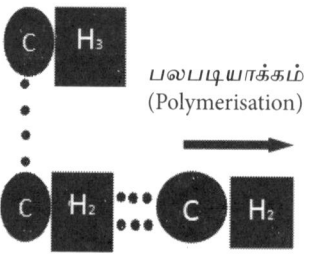

C
பலபடியாக்கம் (Polymerisation)
n
நீர்க்கரியப் புரக்கோழிலியன் (Propylene)
பல நீர்க்கரியப் புரக்கோழிலியன் (Polypropylene)

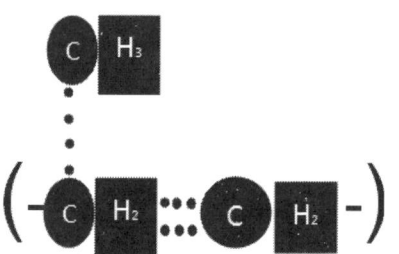

ஞெகிழியின் வரலாறு

ஞெகிழி என்ற பொருள், தொடக்ககாலத்தில் இருந்ததா? நாம் அத்தேவைகளுக்கு என்னென்ன பொருட்களைப் பயன்படுத்தினோம் என்ற கேள்வி உங்களுக்கு எழுகிறது அல்லவா? எனவே, ஞெகிழியின் வரலாறு குறித்து ஒரு சில செய்திகள்:

ஞெகிழியின் வரலாறு

★ வார்க்கத்தக்க அல்லது உருவமைக்கத்தக்க ஒரு பொருள் என்னும் பொருளில் உள்ள (Plastikos) என்னும் கிரேக்கச் சொல்லிலிருந்து Plastic என்ற சொல் உருவானது.

★ தொடக்க காலத்தில், விலங்குகளின் விரல் உகிர்கள்(நகம்) குளம்புகள், கொம்புகள் மற்றும் ஆமை ஓடுகளைக்கொண்டு கொம்புப் புரத்தம்(keratine) என்ற ஞெகிழி உருவாக்கப்பட்டது. சிலவகை வண்டு இனப் பூச்சிகளிலிருந்து அவலரக்கு (Shellac) என்ற மின்னெய்கள் (Varnish) செய்யப்பட்டன.

★ 1862இல் அலெக்சாண்டர் பார்க்சு என்பவரால் முதல் ஞெகிழி உருவாக்கப்பட்டது. அவருடைய பெயராலேயே அது பார்க்சுடைன் என அழைக்கப்பட்டது.

★ பில்லியர்ட்சு (Billards) என்ற மேலை நாடுகளின் விளையாட்டிற்காகத் தந்தங்களைப் பயன்படுத்தி பந்துகள் செய்ய யானைகள் கொல்லப்பட்டன. எனவே, 1869இல் தந்தங்களுக்கு மாற்றாக மாவியம் (Cellulose) பயன்படுத்தப்பட்டன. இதை சான். டபிள்யு. அயாத் என்பவர் உருவாக்கினார்.

★ மரப்பட்டைகள், வெடியக்காடி (nitric acid), எரியணம் பசை போன்றவற்றைப் பயன்படுத்தி மாவியப் போன்மி (Celluloid) என்ற இயற்கையும், செயற்கையும் கலந்த ஞெகிழியை உருவாக்கினர்.

★ இந்நூற்றாண்டில் ஒண்ணாறி வறட்டுப் பயின் (Lamination) என்ற ஞெகிழிதான் முழுவதும் செயற்கை வேதிப் பொருட்களைக் கொண்டு உருவாக்கப்பட்டது. அதாவது 1907இல் லியோ பேக்லாண்டு என்பவர்தான் மின்சார சுட்கியின் (Switch) பயன்பாட்டிற்காகக் கண்டுபிடித்தார்.

★ டூ-பாண்ட் என்ற அமெரிக்க நிறுவனம், முதல் உலகப் போரின்போது வெடிப்பொருள்களில் ஞெகிழியைப் பயன்படுத்தும் ஒரு தொழிற்சாலையைத் தொடங்கியது. அதுவே, மேலும் வளர்ச்சி அடைந்து பல்வேறு பொருட்களை உருவாக்கத் தொடங்கியது.

★ *1913* பிரண்டன் பெர்சர் என்ற சுவிட்சர்லாந்து நெயவுப்பொறியாளர் (Textile Engineer) பொதி வீடுக்கான (Packaging) ஞெகிழியை உருவாக்கினார்.

★ *1933*ல் இ.டபிள்யு. பாசெட் மற்றும் ஆர்.ஒ.கிப்ரான் ஆகியோர் இணைந்து முதன்முதலில் பலவிண்மியை உருவாக்கினார்கள். இது இரண்டாம் உலகப் போரின்போது ஒரு புரட்சியை எற்படுத்தியது.

★ அதற்கடுத்து, *1950*லிருந்து ஞெகிழி எல்லோரும் அறிந்த ஒன்றாக ஆனது. அன்றிலிருந்து இன்றுவரை அதன் பயன்பாடு அதிகரித்துக் கொண்டேவருகிறது.

ஞெகிழியின் இரு வகைகள்

தெறும ஞெகிழி (Thermo Plastic)	**தெறுமவிறுக்க ஞெகிழி** (Thermoset Plastic)
தெறும ஞெகிழிகளைச் சூடாக்கும்போது மெல்லியதாகவும் குளிரூட்டும்போது கடினத் தன்மையாகவும் மாற்றமடைகிறது. இந்த வகை ஞெகிழிகள்தான் நமக்குப் பெருந்தீங்கை விளைவிப்பவை. வேதியல் கட்டமைப்பில் உள்ள இடைவெளிகளினால் அதிக நச்சுவளிகளை (வாயுக்களை) வெளியேற்றுகின்றன. ஆனால், இந்த வகை ஞெகிழிகள்தான் மக்களால் அதிக அளவில் பயன்படுத்தப்படுகின்றன.	தெறுமிக்க ஞெகிழி மென்மையான தன்மையிலிருந்து கடினத் தன்மைக்கு மாற்றமடைகிறது. இவை உருகுவதில்லை. இவற்றை அதிக அளவில் சூடாக்கினால் தன் தன்மையிலிருந்து சிதைவுறுகின்றன. இவை கடினத் தன்மையுடன் இருப்பதால் வளியை (வாயுவை) வெளியிடுவதில்லை. அதனால் தெறும ஞெகிழியைவிட இவை பாதுகாப்பானவை.

ஞெகிழியின் விளைவுகள்

பெருமளவு வேதியல் பொருட்களைக் கொண்டே உருவாக்கப்படும் ஞெகிழி, உருவாக்கும் நிலையிலிருந்து, அதைப் பயன்படுத்தி கழிவுப் பொருளாக்கிய பின்பும் அதனுடைய தீமைகள் பல்வேறு நிலைகளில் தொடர்கின்றன என்றே கூறவேண்டும்.

சான்றுக்கு ஒரு நாட்டின் கீழ்காணும் அறிக்கையைப் பாருங்கள்.

1980ஆம் ஆண்டிலிருந்து 1987வரை நிகழ்ந்த 10,000 விபத்துகளில் ஏறக்குறைய 1600 விபத்துகள் ஞெகிழி உருவாக்கும் தொழிற்சாலைகளால் ஏற்பட்டுள்ளது. கனவகை வேதிப் பொருட்கள் மற்றும் துணை வேதிப் பொருட்களைக் கொண்டு ஞெகிழி உருவாக்கும்போது பலர் இறந்துள்ளனர். மற்றும் நூற்றுக்கணக்கானோர் பலத்த காயம் அடைந்துள்ளனர்.

மேலும் 1986ஆம் ஆண்டிலிருந்து 1990வரை ஏற்பட்ட 1500 விபத்துகளில் குறைந்தது 700 விபத்துகள் ஞெகிழி உருவாக்கும்போது வெளியாகும் வேதியல் நச்சுக் கழிவுகளால் ஏற்பட்டுள்ளதாகவும், இதில் அதிக உயிரிழப்பு ஏற்பட்டுள்ளதாகவும் அந்த ஆய்வறிக்கை கூறுகிறது.

மேற்கண்ட அறிக்கை எந்த நாட்டினுடையது என்று தெரியுமா? நம்மைப்போன்ற வளரும் நாடுகளில் ஏதாவது ஒன்றாக இருக்கலாம் என நீங்கள் நினைத்தால் தயவு செய்து அதை மாற்றிக்கொள்ளுங்கள். நாமெல்லாம் அனைத்துச் செய்திகளுக்கும் சுட்டிக்காட்டிப் பாராட்டும் மேலும் பின்பற்ற நினைக்கும் நாடான அமெரிக்காவில் இந்த விபத்துகள் நடந்திருக்கின்றன!

அதாவது, அனைத்துத் துறைகளிலும் தொழில்நுட்ப வசதிகளைக் கொண்டிருப்பதாகச் சொல்லிக்கொள்ளும் ஒரு நாட்டில், மேற்கண்ட விபத்துகளைத் தடுக்க முடியவில்லை என்பதுதான் நாம் கவனத்தில் கொள்ளவேண்டிய செய்தி. அப்படிப்பட்ட விபத்துகள் நம் நாட்டில் ஏற்பட்டால், அதைத் தடுப்பதற்கான தொழில்நுட்ப வசதியோ, அதை ஈடு செய்யும் வகையில் இங்கு பொருளியல் வசதியோ நம்மிடம் இல்லை!

அப்படிப்பட்ட ஒரு விபத்துதான் போபாலில் ஏற்பட்டது. ஆனால், இன்றுவரை பாதிக்கப்பட்டவர்களுக்கு முழுமையான துயரழிப்புத் தொகை (நிவாரணம்) கூடக் கிடைக்கவில்லை என்பது நாம் அறிந்ததே. தோல் நோயிலிருந்து புற்றுநோய் வரை பல்வேறு உடல்நலக் கேடுகளுக்குக் காரணமாக ஞெகிழி இருக்கிறது. ஞெகிழியால் இப்படிப்பட்ட தீங்குகள் உள்ளதா என்று நீங்கள் வியப்படையலாம். ஆனால், பல்வேறு நாடுகள் மேற்கொண்ட ஆய்வுகளின் முடிவுகள் இதைத்தான் உறுதி செய்கின்றன. ஏன், சிலருக்கு இதனைத் தொட்டால் கூட ஒவ்வாமை ஏற்படும் என்பது வியப்பளிக்கலாம்.

ஞெகிழிப் பொருட்களைப் பயன்படுத்துவதால், குழந்தைப் பிறப்புப் பாதிப்புகள், மரபுத்தன்மையை உருவாக்கும் உயிரணுவில் மாற்றங்கள், ஆண்மை இழப்பு, தோல் நோய்கள், மூச்சுக் குழாயைத் தாக்கும் கடுமையான நோய், குடல்புண், செரியாமை, நரம்புத் தளர்ச்சி, புற்றுநோய், குருதி, சிறுநீரகம் மற்றும் உடலின் எதிர்ப்பு ஆற்றலைக் குலைத்தல் என்பதோடல்லாமல் இயற்கையையும் மிகக் கடுமையாகக் கேடுறச்செய்யும் செயலையும் ஏற்படுத்துகிறது என்று ஆராய்ச்சியின் முடிவுகள் தெரிவிக்கின்றன.

மேற்கண்ட கேடுகள் நம்மை எப்படி அடைகின்றன? நீங்கள் எப்போதாவது தீந்திரட்டு(பால்கோவா), பழுப்பினியம் (சாக்லெட்) சாப்பிடும்போது ஞெகிழியின் சுவையும் கலந்திருப்பதை உணர்ந்திருக்கிறீர்களா? இதற்குக் காரணம் உண்டு. அதாவது அப்பொருட்களில் ஞெகிழி கலந்து விடுவதுதான்.

ஞெகிழி உருவாக்கும்போது வெப்பமும், அழுத்தமும் ஒன்று சேர்ந்த வேதியல் கலவையான பலமடிமச் சேர்மங்கள் (Polymers) என்ற பொருள் உண்டாகிறது என்பதை முதலில் பார்த்தோம்.

இதில் ஞெகிழிமைத் தூண்டி என்ற வேதியல் பொருட்களும், வண்ணத்திற்காகப் பல துணை வேதியல் பொருட்களும் சேர்க்கப்படுகின்றன. இத்தொடர் செய்முறைகளில், சில வேதியல்

கலப்புகள் ஒன்றுசேராமல் அப்படியே தனித்திருக்கின்றன.

பலபடிச் சேர்மங்கள் உணவுகளில் கரையாத, இயங்காத பொருளாக இருப்பதால் அது தீங்கற்றதாக இருக்கிறது. ஆனால், ஒன்று சேராத வேதியல் கலவைகள், நெகிழியிலிருந்து வெளியேறும் தன்மையைக் கொண்டிருப்பதோடு நச்சுப் பொருளாகவும் மாறுகிறது. அவை ஞெகிழி உறைகளில்/தாள்களில் அடைக்கப்படும்போது அப்பொருட்களில் கரைந்தோ அல்லது சேர்ந்தோ விடுகின்றன.

உங்களுக்குத் தெரியுமா?

மணநீர்மி (benzene), **நொதிமத்தப் பாசிகம்** (vinyl chloride) **போன்ற வேதிப் பொருட்கள்தான் புற்றுநோய்க்குக் காரணம் என்பது உங்களுக்குத் தெரிந்திருக்கக்கூடும். அவையே ஞெகிழி உருவாக்கப் பயன்படும் பல்வேறு வேதிப்பொருட்களுள் ஒன்று என்பது உங்களுக்குத் தெரியுமா?**

குறிப்பாக அதிக அளவிலான கொழுப்பு அல்லது எண்ணெய், கூடுதலான தட்பவெப்ப நிலையில் வேகவைக்கப்பட்ட உணவு போன்றவற்றில் ஞெகிழி கரைந்துவிடக் கூடும். அந்த உணவுகளைச் சூடேற்றும்போதோ அல்லது அதே ஞெகிழியிலேயே அதிக நாள் வைத்துவிடும்போதோ ஞெகிழி இன்னும் அதிகமாகக் கரைகின்றது. இதனால் நச்சுத் தன்மையுள்ள ஞெகிழியை உண்பதோடு, ஞெகிழியுடன் கூடிய கலவைகளையும் நீங்கள் உண்ணக்கூடும்.

மேற்கண்ட தீங்குகளைக் கடந்த 15 ஆண்டுகளாக தைவான், பிரிட்டன், ஆஸ்திரேலியா, நியூசிலாந்து போன்ற நாடுகள் தங்களின் ஆய்வுகள் மூலம் உறுதிசெய்கின்றன.

ஞெகிழியால் ஏற்படும் தீங்குகள் குறித்து, சிங்கப்பூரிலிருந்து வெளியாகும் ‘நல்வாழ்க்கை’ இதழ், வெளியிட்டிருக்கும் ஓர் அதிர்ச்சியளிக்கும் ஆராய்ச்சி முடிவுகளை உங்களுக்குத் தெரிவிக்கிறோம்.

ஞெகிழி வகைகள்	பொதுவான பயன்பாடுகள்	அஞ்சத் தக்க விளைவுகள்
நொதிமத்தப் பாசிகப் பலபடிமச் சேர்மம் (பி.வி.சி)	கடன் அட்டைகளாக, செயற்கை இழைகளாலான செடிகளாக, பெவிகால் போன்ற பசைகளாக, முக அழகுப் பொருட்களாக, கைப் பைகளாக, இளக வைக்கப் பயன்படும் பொருட்களாக, குழாய்களாக	இருப்பதிலேயே அதிகமாக அஞ்சத்தக்க விளைவுகளை உண்டாக்கும். புற்று நோய், குழந்தைப் பிறப்புக் கோளாறு, மரபுத் தன்மை மாற்றம்.
புளிமமணத்தி (அக்ரலிக்)	பசைகளாக, தொடுவில்லைகளாக (காண்டாக்ட் லென்ஸ்) செயற்கைப் பற்களாக, தரையைப் பளபளப்பாக்கும் மெழுகுகளாக	புற்றுநோய்க்குக் காரணமாகிறது என ஐயப்பட வைக்கிறது.
பலவிண்மி (பாலி எத்திலின்)	சமையலறைக் கருவிகளாக, பைகளாக, பொம்மைகளாக,	புற்றுநோய்க்குக் காரணமாகிறது என ஐயப்பட வைக்கிறது.
தோய் சேர்மப் பயினி (பாலியெஸ்டர்)	படுக்கை விரிப்புகளாக, துணிகளாக, பயன்படுத்தித் தூக்கி எறியும் குழந்தைகளின் துணிகளாக	மூச்சுக் குழாய், கண்களில் ஏற்படும் அதிக அளவு எரிச்சல்
நெய்ப்பட்டு (நைலான்)	பல் தூரிகைகளாக, சீப்புகளாக, துணிகளாக	தோல் நோய்கள்
பாயணப் பயினி (டெஃப்லான்)	'ஒட்டவே ஒட்டாத' என விளம்பரப்படுத்தப்படும் சமையல் பொருட்களாக	கண், மூக்கு, தொண்டை எரிச்சல், சுவாசச் சிக்கல்
நீர்க்கரிய மணப்பயினி (ஸ்டைரீன்)	பயன்படுத்தித் தூக்கி எறியும் தட்டுகளாக, குவளைகளாக, குளிர் கருவிப் பெட்டிகளிலுள்ள பொருட்களாக	கண், மூக்கு, தொண்டை எரிச்சல்

உவரியவுரு சார் - நீர் வறட்டுப் பயின்கள் (யூரியா பார்மாரெசின்ஸ்)	தடுப்பு அட்டைகளாக, ஒட்டுப் பலகைகளாக, தோல்களாக, மின் கம்பிகளாக, துண்டுகளாக, மடிப்பு செய்யத் தேவையில்லா துணிகளாக	முதல் பயன்படுத்தம் தொடங்கி சிறிது காலம் வரை பெருந்தீங்கு விளைவிக்கும். புற்று நோய்க்குக் காரணமாகிறது என ஐயப்பட வைக்கிறது.
தோய் சேர்மப் பயினுரைப்பம் (பாலியூரித்தேன் ஃபோம்)	நாற்காலித் திண்டுகளாக, படுக்கை மெத்தைகளாக	மூச்சுக் குழாயில் ஏற்படும் கடுமையான நோய், கண் மற்றும் தோலில் ஏற்படும் சிக்கல்கள்.

ஞெகிழித் தொழிலகங்கள்

ஞெகிழியால் பல்வேறு சுற்றுச்சூழல் சிக்கல்கள் மற்றும் உடல்நலக் கேடுகள் ஏற்படும்போது நமக்கு ஞெகிழி ஏன் இந்த அளவுக்கு கிடைக்கிறது? இந்தியாவில் ஒருவர் ஓர் ஆண்டுக்கு 0.80 கிலோ கிராம் அளவுக்கு ஞெகிழியைப் பயன்படுத்துகிறார். ஆனால் மேலை நாடுகளில் ஒருவர் ஓர் ஆண்டுக்குத் தோராயமாக குறைந்தது 75 கிலோ கிராம் அளவுக்குப் பயன்படுத்துகிறார்கள் (படம்: 2).

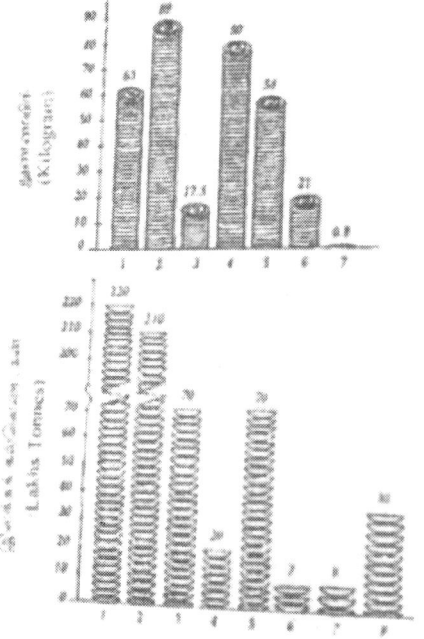

1. மேற்கு ஐரோப்பா
2. அமெரிக்கா
3. ரஷ்யா
4. கனடா
5. ஜப்பான்
6. தென் ஆப்பிரிக்கா
7. இந்தியா
8. தென் அமெரிக்கா

(படம்: 2)

எனவேதான், இந்தியாவின் மக்கள்தொகையைக் கணக்கில் கொண்டு இங்கு ஞெகிழியின் பயன்பாட்டை அதிகரித்தால் அதிக லாபம் ஈட்ட முடியும் என்ற காரணத்தினால் ஞெகிழிப் பொருட்கள் அதிகமாக உருவாக்கப்பட்டு இங்கு வணிகம் செய்யப்படுகின்றன.

இந்தியாவில் ஞெகிழியை உருவாக்கும் நிறுவனம் எது?

அனைத்து வகையான ஞெகிழிப் பொருட்களையும் ரிலையன்ஸ் என்ற மிகப் பெரிய நிறுவனமே பெருமளவு உருவாக்கி வணிகம் செய்கிறது. குறிப்பாக, ஞெகிழிப் பொருட்களின் வணிகத்தில் 56 சதவீதப் பங்குகளை அது தன்னகத்தே வைத்திருக்கிறது. அதனால், தன் பொருளீட்டுவெறி நோக்கத்திற்காக அது ஞெகிழியின் உருவாக்கத்தை அதிகப்படுத்த நினைக்கிறது.

இந்தியாவில் 1990இல் புதிய பொருளியல் கொள்கையின் காரணமாக கஸ்டம் டியூட்டி எனப்படும் உலகத் தீர்வை (Customs duty) வேதித் தொழிலகங்களுடைய பொருட்களின் மீது 130 சதவீதத்தில் இருந்து 30 சதவீதமாகக் குறைக்கப்பட்டது. இதுவே ரிலையன்ஸ் நிறுவனம் பெரிய பெரிய கன்னெய் வேதித் தொழிலகங்களை (Petro Chemical Industriess) நிறுவ ஏதுவானது. இதனால், அந்நிறுவனங்கள் குறைந்த விலையில் ஞெகிழியை உருவாக்கி மக்களிடையே அதிக நுகர்ச்சியை உண்டாக்க வழிவகுத்தது. இதனால், அந்நிறுவனங்கள் தங்கள் முதலீட்டைவிட அதிக ஊதியம் பெற்று வருகின்றன.

இது ஒரேநேரத்தில் இரு விளைவுகளை உண்டாக்கியுள்ளது. ஒருபுறம், பல சிறிய நிறுவனங்கள், அப்பெரிய நிறுவனத்தை எதிர்த்து வணிகம் செய்ய முடியாமல் தனது நிறுவனங்களை மூடிவிட்டன. மறுபுறம், குறைந்த விலையில் ஞெகிழிப் பொருட்கள் விற்பனைக்குக் கிடைப்பதால் சணல், மூங்கில், மரம் போன்றவற்றைப் பயன்படுத்தி உருவாக்கப்பட்ட பொருட்கள் இன்று காணாமல் போய்விட்டன. அதாவது வணிகத்தை இழந்துவிட்டன.

சான்றுக்குக் கீழ்க்காணும் தொழில்களின் நிலையைப் பாருங்கள்:

சணல் தொழில்: 1970இல் இந்தியாவின் அயல்நாட்டுப் பணப்பரிமாற்றத்தில் (அந்நியச்செலவாணி) குறைந்தது 30 சதவீத வருவாயைச் சணல் தொழில் பெற்றுத்தந்தது. இன்றோ, அது ஒரு சதவீதமாகக் குறைந்துவிட்டது. சொல்லப்போனால், அத்தொழில் செத்தேவிட்டது. குறிப்பாக, சணலுக்கு மாற்றாக ஞெகிழியின் ஒரு வகையான பலநீர்கரியப் புரக்கோழிலியன் வந்ததால் இந்தச் சரிவு.

தோல்தொழில்: நம் காலணிகளுக்கு ஆதாரமான பொருளாக தோல் விளங்கியது. இன்று பி.வி.சி.யின் அறிமுகத்திற்குப் பிறகு தோல்களின் பயன்பாடும் இறங்குமுகமாக உள்ளது.

அதேபோன்று மரப் பொருட்களை எடுத்துக்கொண்டாலும் அதிலும் ஞெகிழியின் பயன்பாடு காரணமாக அத்தொழிலும் நசிந்து வருகிறது. இதற்கெல்லாம் என்ன காரணம்? ஏன் மேற்கண்ட தொழில்கள் நிலைத்துநிற்க முடியவில்லை? இதற்கெல்லாம் பொருளியல் அடிப்படையே காரணமாக இருக்கிறது.

கன்னெய் வேதித் தொழிலகங்கள், மிகப்பெரிய அளவில் தொழிற்சாலைகளை நிறுவி, அதிக மூலப்பொருட்களைப் பயன்படுத்தி, அதிக எண்ணிக்கையில் எந்திரங்களைப் பயன்படுத்தி அதிக ஞெகிழிப் பொருட்களை உருவாக்கி வணிகம் செய்கின்றன. இதனால், ஞெகிழிப் பொருட்கள் குறைந்த விலைக்குக் கிடைக்கின்றன. எனவே மக்கள் அதை நாடுகிறார்கள்.

ஆனால், சணல், தோல், மரத் தொழில்களில் பொருட்களை உருவாக்குவதற்கு அதிக நேரம் தேவைப்படுகிறது. மேலும், திறமை வாய்ந்த தொழிலாளர்கள் இன்மை, அதிகமான செலவு ஆகிய காரணங்களினால் அதிகமாகச் செலவிடவேண்டி இருக்கிறது. எனவே அதிக விலையில் அப்பொருட்களை வணிகம் செய்ய வேண்டியிருக்கிறது. இதனால், சுற்றுப்புறச் சூழலுக்குப் பாதிப்பில்லாத மரபான தொழில்கள் சரிவைக் கண்டன.

நாம் இன்று ஞெகிழிப் பொருட்களுக்குக் கொடுக்கும் விலை, அதன் உருவாக்கத்திற்கு மட்டுமே. ஆனால், அதனுடைய தாக்கத்தால் சுற்றுச்சூழலில் ஏற்படும் கடுமையான விளைவுகளுக்கான செலவுகளையும் சேர்த்து ஞெகிழிப் பொருட்களுக்கான விலையைக் கணக்கிடத் தொடங்கினால், ஞெகிழியின் விலையும் கூடும். ஞெகிழிப் பொருட்களின் பயன்பாடும் வெகுவாகக் குறையும்.

ஆனால், சில அறிவாளி நிறுவனங்கள் (?) கிடைத்தவரை லாபம் எனக்கருதி அதிக ஞெகிழிப் பொருட்களை உருவாக்கி, அதிக லாபம் ஈட்டி வருகின்றன.

ஞெகிழியின் கேடுகள்

நம் பயன்பாட்டிற்குப் பிறகு நாம் தூக்கி எறியும் ஞெகிழிப் பொருட்கள் என்னவாகின்றன என உங்களுக்குத் தெரியுமா?

உங்கள் வீட்டிலிருந்து (அ) தெருவிலிருந்து குப்பைகளை அகற்றும்போது பார்த்திருக்கிறீர்களா? பொதுவாக, அதைப்பற்றி நாம் சிந்திப்பதே இல்லை. இன்னும் சொல்லப் போனால், கழிவுப் பொருட்கள் குறித்து நாம் போதிய கவனம் செலுத்துவதே இல்லை என்பதுதான் இன்றைய நிலை. நம் வீட்டைவிட்டு குப்பைகள் அகன்றால்போதும் என்ற மனநிலை இருப்பதால்தான், நாம் தூக்கி எறியும் கழிவுப் பொருட்களில் ஞெகிழிப் பொருட்கள் என்ன, அதனால் நமக்கு ஏற்படும் விளைவுகள் எவ்வளவு என்பது குறித்து நாம் கவலைப்படுவதில்லை.

நம் நகரத்தில் சேரும் கழிவுகளில் ஞெகிழிக் கழிவுப் பொருட்கள் மட்டுமே 50 சதவீதத்திற்கும் அதிகம் என்ற செய்தி, நாம் எந்த அளவுக்கு ஞெகிழிப் பொருட்களைப் பயன்படுத்துகிறோம் என்பதை உறுதி செய்கிறது.

நீங்கள் நம்பமாட்டீர்கள்! ஞெகிழிப் பொருட்களில் 60 சதவீதம் நம் பயன்பாட்டிற்குப் பிறகு உடனே அல்லது 10 நாட்களுக்குள் தூக்கி எறியப்படுகின்றன. குறைந்தது 30 சதவீதம் ஞெகிழிப் பொருட்கள் ஒரு மாதம் வரை பயன்படுத்தப்படுகின்றன. மீதி உள்ள 10 சதவீதம் ஞெகிழிப் பொருட்கள்தான் நீண்டகாலப் பயன்பாட்டிற்கு உட்படுத்தப்படுகின்றது என ஓர் ஆய்வு தெரிவிக்கிறது.

நாம் தூக்கி எறியும் ஞெகிழிக் கழிவுப் பொருட்களால் அப்படி என்ன சிக்கல் என்று நீங்கள் கேட்பது புரிகிறது. நேரடியான பாதிப்பு உடனடியாக இல்லை என்றாலும் மறைமுகமான சூழல் கேடுகள் உண்டாக்கும் நலவழிக் கேடுகள் பல.

சான்றாக, கால்வாயைத் தூய்மை செய்து பார்த்தீர்களானால் அக்கால்வாயிலிருந்து அகற்றப்பட்ட குப்பைகளில், பெரும்பான்மையானவை ஞெகிழிக் கழிவுப் பொருட்களாகவே இருக்கும். குறிப்பாக, அவை ஞெகிழிப் பைகள், ஞெகிழிக் குவளைகள் மற்றும் ஞெகிழிப் புட்டில்கள். அவை கால்வாயை அடைத்துக்கொண்டு மழை நீரை வடியவிடாமல் செய்ததினால் மழை நீர் தேங்கிவிட்டது என்பதுதான் அடிப்படையான காரணமாக இருக்கிறது.

மழைநீர் தேங்கி நிற்பதற்குப் பல்வேறு காரணங்கள் இருந்தாலும், அதில் ஞெகிழிக் கழிவுகளால் ஏற்படும் புதிய சிக்கலும் ஒரு அடிப்படைக் காரணமாக மாறியிருக்கிறது என்பதில் மாறுபட்ட கருத்து இருக்கமுடியாது.

இப்படிப்பட்ட நிகழ்வுகள் எப்படி நேரிடுகின்றன? நாம் பொருட்கள் வாங்கும்போதெல்லாம் நமக்குக் கட்டுப்பாடற்ற முறையில் ஞெகிழிப் பைகளில் கொடுப்பதாலும், பல்வேறு ஞெகிழிப் பொருட்களைப் பயன்படுத்தித் தூக்கி எறியும்போது அவை இயற்கைச் சூழலை பல்வேறு வகைகளில் பாதித்து நமக்குப் பல கேடுகளை உண்டாக்குவதும்தான் காரணம்.

மேற்குறித்த நிகழ்ச்சி மழைக்காலங்களில் ஏற்படுகின்ற ஒரு சிக்கலாக இருக்கலாம். ஆனால், நாம் நாள்தோறும் சந்தித்துக் கொண்டிருக்கும் இன்னொரு சிக்கலுக்குச் செல்வோமா?

தேநீர்க் கடைகளில் நாம் பயன்படுத்திய ஞெகிழிக் குவளைகளை என்ன செய்கிறார்கள்? பல்வேறு இடங்களில் அவை அப்படியே தூக்கி எறியப்படுகின்றன. ஒரு சில கடைக்காரர்கள் அக்குவளைகளை ஒன்றுசேர்த்து, மூடியுள்ள வாய்க்கால்களினுள் கொட்டி விடுகிறார்கள். அப்படி எறியப்படும் கழிவுகள், வாய்க்கால்கள் மற்றும் கழிவு நீர்க்குழாய்களில் ஓடும் கழிவுநீர் ஓட்டத்தைத் தடைசெய்வதுடன், கழிவு நீர் தேங்கி நின்று, அந்த இடங்களில் கெட்ட நாற்றம் வீசுவதுடன் கொசுக்கள் வளர்வதற்கும் காரணமாகிறது.

இது மட்டுமல்லாமல், சாலை ஓரங்களிலும், திறந்த வாய்க்கால்களிலும் தூக்கி எறியப்படும் அக்குவளைகளில் ஒட்டியுள்ள தேநீரைச் சுற்றி ஈக்கள் மொய்த்துக் கொண்டிருப்பதை நாம் பார்த்து இருக்கிறோம். ஈக்களாலும், கொசுக்களாலும் உண்டாகும் நோய்கள் குறித்து உங்களுக்குச் சொல்லித் தெரியவேண்டியதில்லை.

சிக்கல்கள் அத்தோடு முடிவதில்லை. ஞெகிழிக் கழிவுப் பொருட்கள் நிலத்தில் எறியப்படுவதால் அவை மற்ற உயிர்மக் கழிவுப் பொருட்களைப்போல மண்ணோடு மண்ணாக மட்குவதில்லை.

ஆனால், அவை அந்நிலத்தின் வெப்ப அழுத்தத்தினால் வேதியல் மாற்றம் ஏற்பட்டு நிலத்தின் தன்மையை நஞ்சாக்குகின்றன. அதனால் மண்வளத்தைக் காக்கும் பல பூச்சியினங்கள் அழிக்கப்படுகிறது. அடுத்து, மண்ணின் மூலம் நிலத்தடி நீரையும் நச்சுத்தன்மையாக்குகின்றன. மேலும், அப்பொருட்கள் செடிகளின் வேர்ப்பகுதியில் இருந்து விட்டாலோ, வேர்களுக்கு கிடைக்கும் காற்றோட்டம் தடைபட்டு செடிகளின் வளர்ச்சிக்கு ஊறு விளைவிக்கிறது. அதேபோல, நிலத்தின் காற்றோட்டத்திற்குத் தடை ஏற்படுவதால், நிலம் கெட்டிப்படுவதுடன், மண்வளம் குறைத்து, நிலங்கள் பயிரிடத் தகுதியற்றதாக மாறிவிடுகின்றன.

நாம் தூக்கி எறிகின்ற பொருட்கள் இயற்கைச் சூழலில் சிதைவடைய ஆகும் கால அளவுகள்		
வாழைப்பழத் தோல்	-	3-4 கிழமைகள்
தாள் பைகள்	-	1 மாதம்
கிழிந்த துணிகள்	-	5 மாதங்கள்
கம்பளிக் காலுறை	-	ஓர் ஆண்டு
மரம்	-	10-15 ஆண்டுகள்
தோல் காலணி	-	40-50 ஆண்டுகள்
தகர அடைப்பி	-	50-100 ஆண்டுகள்
அலுமினிய அடைப்பி	-	200-500 ஆண்டுகள்
ஞெகிழிப் பொருட்கள்	-	10 லட்சம் ஆண்டுகள்

நகரப் பகுதிகளிலும், சிற்றூர்ப் பகுதிகளிலும் மேற்கண்ட நிகழ்வுகள் ஏற்படுகின்ற அதேவேளையில், சுற்றுலா என்ற பெயரில் மலைப்பகுதிகளுக்குச் செல்லும் பயணிகள் அங்கு தூக்கி எறியும் ஞெகிழிப் பொருட்களால் கானுயிர்கள் பாதிக்கப்படுகின்றன.

அண்மையில், சபரிமலையில் சில யானைகள் இறந்ததாகச் செய்திகள் வெளிவந்தன. யானைகளின் வயிற்றை ஆய்வு செய்து பார்த்தபோது, அவை ஞெகிழிப் பொருட்களை உண்டதால்தான் இறந்துள்ளன எனக் கண்டறியப்பட்டது. சபரிமலைக்குச் செல்லும் ஐயப்ப பக்தர்களால் வீசி எறியப்படும் ஞெகிழிப் பொருட்களால் கானுயிர்கள் இறப்பதோடு, அக்கோயிலைச் சுற்றியுள்ள காட்டு நிலங்களின் சூழலும் மாசுபட்டு வருகிறது.

ஞெகிழிப் பொருட்கள், நிலத்தில் மட்டுமன்றி கடல்வாழ் உயிரினங்களுக்கும் பாதிப்பை உண்டாக்குகின்றன. நாம் கடற்கரையோரங்களில் தூக்கியெறியும் பல்வேறு ஞெகிழிப் பொருட்கள் கடல்வாழ் உயிரினங்களுக்குத் தீங்கு விளைவித்து அவ் உயிரினங்கள் சாகக் காரணமாகின்றன.

அண்மையில், அமெரிக்கத் தீவு ஒன்றின் கடற்கரையில் பேரளவிலான திமிங்கிலங்கள் செத்து ஒதுங்கின. அவற்றை ஆய்வு செய்து பார்த்ததில் தோராயமாக 50 கிலோ கிராம் எடையுள்ள ஞெகிழிப் பைகள், பிற ஞெகிழிப் பொருட்கள் அவற்றின் உணவுக் குழாயில் இருப்பது கண்டுபிடிக்கப்பட்டது.

அதுமட்டுமின்றி, கடல்பறவைகள், கடனாய்கள் (Seals), செவிக் கடனாய்கள் (Sea lions), கடனீர் நாய்கள் (Sea otters), திறவமைையன்கள், ஓங்கில் (Dolphin), கடற்பன்றிகள் (Porpoises) மற்றும் கடல் ஆமைகள் போன்ற கடல்வாழ் உயிரினங்களும் ஞெகிழிப் பொருட்களால் இறந்துவிடுகின்றன அல்லது முடமாக்கப்படுகின்றன. அதாவது ஞெகிழிப் பொருட்கள் அவ் உயிரினங்களின் குடல்களில் (அ) மூச்சுக் குழாய்களில் சிக்கி இறக்கக் காரணமாகின்றன.

பிசின் குளிகைகள் போன்ற ஞெகிழிப் பொருட்கள் மீன் முட்டைகள் போன்றும், ஞெகிழிப் பைகள் இழுது மீன்கள் (ஜெல்லி பிஷ்) போன்றும் தோற்றமளிப்பதால், அவற்றைத் தங்கள் இரையாகக் கருதி உண்ணும்போது உயிரினங்கள் இறக்க நேரிடுகிறது.

ஞெகிழியின் மறுசுழற்சி

ஞெகிழிக் கழிவுகளை நாம் தூக்கி எறிவதால்தானே இப்படிப்பட்ட விளைவுகள் உண்டாகின்றன. அவற்றை மறுசுழற்சி செய்வது மூலமாகவோ அல்லது எரித்து விடுவதன் மூலமாகவோ தீய விளைவுகளிலிருந்து தப்பிக்கலாம் என நீங்கள் நினைக்கலாம். ஆனால், மறுசுழற்சியால் ஏற்படும் சிக்கல்கள் குறித்து நமக்குக் கிடைத்த செய்திகள் நம் ஐயத்தை உறுதி செய்வதாகவே இருக்கின்றன.

ஞெகிழியை மறுசுழற்சி செய்வதால், ஆற்றலைச் சேமிக்கலாம்; மூலப்பொருட்களைத் தவிர்க்கலாம்; நல்ல தகைமைச்சான்ற பொருட்கள் கிடைக்கும் என்ற செய்திகளுக்குப் பின்னால், மிகப்பெரிய அனைத்துத் தேசச் சூழ்ச்சி வலை பின்னப்பட்டிருப்பது (வணிகம் என்ற பெயரில் இந்தியாவையே குப்பைமேடாக்குவது) நம்மில் பலருக்குத் தெரியாத ஒன்று.

மறுசுழற்சி என்ற கட்டுக்கதை

'மறுசுழற்சி' என்ற சொல் இன்று கவர்ச்சியான அதே நேரத்தில் அடிப்படைச் சொல்லாக வலம் வருகிறது. வணிக உலகத்தில் அதற்கு இப்போது அதிக மதிப்பு என்று கூடச் சொல்லலாம். இதை ஏதோ நகைச்சுவையாகச் சொல்வதாக நினைக்கவேண்டாம், உண்மையில், இந்தியாவில் ஓர் ஆண்டுக்கு, ஞெகிழியை மறுசுழற்சி செய்யும் தொழிலில் ம ட்டுமே குறைந்தது 6500 கோடி ரூபாய்க்கு மேல் வணிகம் நடைபெறுவதாகக் கூறும் மதிப்பீடுகளிலிருந்து இதை அறிந்துகொள்ளலாம். இதைக் 'குப்பை வணிகம்' என ஒதுக்கித்தள்ள முடியுமா?

இத்தொழில் ஏன் இந்த அளவுக்கு வணிகம் எனக் கேட்கத் தோன்றுகிறதல்லவா? ஞெகிழியை நாம் பரவலாகப் பயன்படுத்துகிறோம் என எளிதாகச் சொல்லிவிடுவார்கள். ஆனால், பல்வேறு வகைகளில் இயற்கைக்கு ஊறு விளைவிக்கும் ஞெகிழியின் மறுசுழற்சியில் இந்த அளவுக்கு வணிகம் நடைபெறுகின்றது.

அதேவேளையில், இயற்கையோடு ஒத்துள்ள மாற்று ஆற்றலை உருவாக்கும் திட்டங்களான தாள் மறுசுழற்சி, குப்பைகளிலிருந்து மின்சாரம் உருவாக்குதல் அல்லது அவற்றை வேளாண்மைக்கு உரமாகப் பயன்படுத்துதல் போன்ற இன்னும் பல திட்டங்களுக்கு அயல்நாட்டின் முதலீடுகளில் முன்னுரிமை இல்லை என்பதோடு, அரசும் போதிய கவனத்தை அதன்மீது செலுத்தவதில்லை என்பதுதான் ஐயப்படவைக்கிறது.

ஒரு கிளைக்கதை பார்ப்போமா?

மேலைநாடுகள்தான் பெரும்பாலான நச்சுக் கழிவுகளுக்குப் பிறப்பிடமாக உள்ளன. அங்குள்ள தொழிற்சாலைக் கழிவுகள் மற்றும் பயன்படுத்தித் தூக்கியெறியும் நச்சுக் கழிவுகளை அங்கேயே நச்சற்றதாக மாற்றுவதற்கு அதிக செலவாகும் என்பதால், அவை நிலங்களில் பாதுகாப்பாகக் கொட்டிவைக்கப்பட்டன. கழிவுகளின் அளவு அதிகமாக ஆகக் கொட்டிவைக்கத் தேவையான நிலப் பரப்புகளின் தேவையும் அதிகரித்ததால், அதற்கான நிலங்களின் வாடகையும் அதிகமானது.

மேலும், அக்கழிவுகளைப் பாதுகாக்க மேற்கண்ட தடுப்பு முறைகளையும் மீறிக் கழிவுகளின் நச்சுத்தன்மை மண்ணில் கசிந்து, உணவுத் தொடர் வழியே பல்வேறு நலக்கேடுகளை உருவாக்கியது. அதாவது, நிலத்திலிருந்து செடிகளுக்கும் செடிகளிலிருந்து விலங்குகளுக்கும் பிறகு மக்களுக்கும் பரவி பாதிப்பை ஏற்படுத்தியது.

அதேநேரத்தில் அவற்றை அங்கேயே சூழலுக்குக் கேடு விளைவிக்காத வகையில் மறுசுழற்சி செய்வதற்கான செலவும், சட்ட திட்டங்களும் கடுமையாக இருந்தாலும், மறுசுழற்சிக் கழிவுகளின் அளவு மேன்மேலும் அதிகரித்ததைத் தொடர்ந்து நச்சுக் கழிவுகள் மிகப்பெரிய சிக்கலாக உருவாகின. எனவே, அச்சிக்கலிலிருந்து மீள பல்வேறு திட்டங்கள் தீட்டப்பட்டன.

அந்த நேரத்தில் தீட்டப்பட்ட திட்டங்களில் ஒன்றுதான் வளரும் நாடுகளுக்கு மறுசுழற்சி என்ற பெயரில், பல்வேறு சலுகைகளுடன்

நச்சுக் கழிவுகளை ஏற்றுமதி செய்வது. அதற்கு 'வளத்தை மீட்டல்', 'வாழ்க்கையின் தன்மையை உணர்த்துதல்', 'கழிவுகளிலிருந்து ஆற்றல்' போன்ற கவர்ச்சியான பெயர்கள் சூட்டப்பட்டன. இவ்வாறுதான் நம்மை ஏமாற்றி பல கவர்ச்சியான திட்டங்கள் செயற்படுத்தப்பட்டு வருகின்றன.

இப்படிப்பட்ட ஏமாற்றுத் திட்டங்களுடன் நம்மைப் போன்ற பல்வேறு வளரும் நாடுகளுக்கு(!) நச்சுத் கழிவுகள் ஏற்றுமதி செய்யப்பட்டன. அதாவது, 'கழிவு, கழிவல்ல. ஆனால், அதற்கு ஏதாவது பொருளியல் மதிப்பு இருந்தால் அது விளைபொருளாகும்' என்று காரணம் சொல்லப்பட்டது. இந்த வணிக உத்தியால் ஏய்க்கப்பட்டே தான் இந்தியா சில ஆண்டுகளுக்கு முன் ஆலந்திலிருந்து மாட்டுச்சாணம் - வெளிநாட்டுச் சாணமல்லவா? அதிக வீறு (!) இருக்கும் என்று வாங்கியது.

மறுசுழற்சி என்பது ஏதோ ஒரு புதிய செய்திபோல ஒரு கருத்து நிலவுகிறது. நம் வாழ்க்கை முறையில் அது ஒரு பகுதியாக இருந்தது. குறிப்பாக, பழைய வேளாண் முறையைக் குறிப்பிட்டுச் சொல்லலாம். அவை இயற்கையோடு ஒத்தவையாக இருந்தது. ஆனால், இம்முறை பசுமைப் புரட்சியின் வன்முறையால் சிதைவுற்றது. இப்பொழுது நச்சுக் கழிவுகளை மறுசுழற்சி செய்வதன் மூலம், அச்சொல்லைத் தவறாகப் பயன்படுத்திப் புதிய கருத்தாக்கங்களை உண்டாக்கி வருகிறார்கள்.

இதனைக் கண்டு, இப்படிப்பட்ட நச்சுக்கழிவுகளின் வணிகத்தைக் கட்டுப்படுத்த 1989இல் 'பேசல் ஒப்பந்தம்' ஏற்படுத்தப்பட்டது. ஆனால், மறுசுழற்சிக்காக ஏற்றுமதி செய்யப்படும் நச்சுக் கழிவுகளுக்கு இந்த ஒப்பந்தம் தடை விதிக்கவில்லை. அதாவது, அவ்வொப்பந்தத்தில் உள்ள குறைபாட்டினைப் பயன்படுத்தி சட்டத்திற்குப் புறம்பான ஒரு செயல் சட்டப்படியாக்கப்பட்டதுதான் உண்மையில் நடந்தது.

இந்தியாவின் ஞெகிழியின் மறுசுழற்சி

இந்தியாவில் நச்சுக் கழிவுகளின் மறுசுழற்சியின்போது கழிவுகளைச் சூடுபடுத்தத் தேவைப்படும் ஆற்றலானது குறைந்த விலை, இடவசதிச் சிக்கலின்மை, அதைச் செயல்முறைப்படுத்த அரசின் சட்டத்திட்டங்களில் உள்ள குறைபாடுகள் மற்றும் சுற்றுப்புறச் சூழல் குறித்த விழிப்புணர்வு மக்களுக்கும், அரசுக்கும் இல்லாமை ஆகியனவற்றால் 'மறுசுழற்சி' என்ற தொழில் வளரக் காரணமாகின்றன. அதனால்தான், வேலைவாய்ப்பற்ற, மலிவான கூலித் தொழிலாளர்களைக்

கொண்டுள்ள, நலவழி மற்றும் சுற்றுச்சூழலுக்குச் சிறப்புத் தராத இந்தியா போன்ற வளரும் நாடுகள் எனப்படுகின்ற மூன்றாம் உலக நாடுகளில் இத்திட்டங்கள் அமைக்கப்படுகின்றன அல்லது அமைக்க முயற்சிகள் நடக்கின்றன. முறையான தொழில்நுட்ப நடைமுறைகளைக் கையாண்டாலும் இதனால் உண்டாகும் மாசுக்கோடு, அழிவுகள் ஆகியவற்றிலிருந்து நாம் மீள முடியாது. அந்த ஆபத்தான வேலையில் ஈடுபட்டுள்ள தொழிலாளர்கள் எந்தப் பயிற்சியுமற்றவர்கள். எந்த எச்சரிக்கையுணர்வும் ஊட்டப்படாதவர்கள். பாதுகாப்புக் கருவிகள் அணியாதவர்கள். இதனால், எதிர்பாராமல் நிகழும் நேர்ச்சிகளில் அமைப்பு சாராத அத்தொழிலாளர்களுக்கு மருத்துவச் செலவோ அல்லது இழப்பீடோ கூடக் கிடைப்பதில்லை.

உலகக் போரின்போது அணுகுண்டுகள் எப்படிக் கடுமையான விளைவுகளை உண்டாக்கினவோ அதேபோன்று உலகப் போரின்போது கண்டுபிடிக்கப்பட்ட ஞெகிழியும் இன்று அணுகுண்டுகளைப் போலவே அதிக பாதிப்புகளை உருவாக்கி வருகிறது.

இதனால், முதலாவதாக - ஆபத்தான, மட்டமான, நிலையில்லாத வேலை வாய்ப்புகள் உருவாவதற்கும் (ஏறக்குறைய 3,50,000 பேர் இத் தொழிலில் ஈடுபட்டிருப்பதாக ஓர் ஆய்வறிக்கை கூறுகிறது) இரண்டாவதாக, இக்கழிவுகள் எங்கு உருவாக்கப்பட்டதோ, அந்நாட்டிலேயே மறுசுழற்சி நடந்திருந்தால் உண்டாகக்கூடிய நலவழிக்கேட்டை ஏற்படுத்தும் இரட்டை விளைவை ஒரே நேரத்தில் உண்டாக்குகிறது.

ஞெகிழியின் மறுசுழற்சி குறித்து சுற்றுச்சூழல் வல்லுநர்கள் மேலும் சில கருத்துகளையும் முன்வைக்கிறார்கள். முதலாவதாக, ஒருமுறை பயன்படுத்தியபின் தூக்கி எறியக்கூடிய பொருட்களை அதிக அளவில் உருவாக்குதல் தேவையற்றது. இரண்டாவதாக, அவை ஆபத்தான தனிமங்களைக் கொண்டவையாக (ஞெகிழி, பாசிகத்தைக் கொண்டுள்ளது) உருவாக்குதல் தேவையற்றது.

ஒரு ஆபத்தான பொருளை மறுசுழற்சிக்கு உட்படுத்துவதால் அது, மற்றொரு ஆபத்தான பொருளை உருவாக்குகிறது. எனவே, மறுசுழற்சி, ஆபத்தான பொருட்களைத் திரும்பவும் சந்தைக்கும், சுற்றுப்புறத்திற்கும் அதன் நச்சுத் தன்மையில் எந்தக் குறையுமின்றித் திரும்ப அனுப்புகின்றது.

‘கழிவு மேலாண்மை’யின் உண்மைப் பொருள்

ஞெகிழியை எரித்துச் சாம்பலாக்கும் பூதியாக்கம் (Incineration) குறித்துப் பார்ப்போம். இப்போது, பொங்கல் போன்ற விழாக் காலங்களில் வள்ளை (டயர்) போன்ற ஞெகிழிப் பொருட்களை எரிக்க வேண்டாம் என்றும், அதனால் சில நலவழிக் கேடுகள் உருவாகின்றன என்றும் தொலைக்காட்சி மற்றும் வானொலி போன்றவற்றில் சுற்றுச்சூழல் குறித்து அரசு அறிவுறுத்தி வருகிறது.

என்ன இது! இந்நாள் வரை இல்லாத புதிய செய்திகளை ஒலிபரப்புகிறார்களே என நினைத்திருப்பீர்கள். பொதுவாக, விழாக்காலங்களில் பாதுகாப்பு குறித்து எச்சரிக்கை செய்வார்கள். ஆனால், இப்போது ஞெகிழி போன்ற பொருட்களை எரிக்கவே வேண்டாம் என்பதுதான் அரசின் வேண்டுகோள். இந்தச் செய்தியை அரசு, பொதுமக்களுக்குக் காலங்கடந்தே தெரிவிக்கிறது. இது குறித்துச் சூழலியலாளர்கள் பல ஆண்டுகளுக்கு முன்னரே கூறியபோது அரசு கண்டுகொள்ளாமல் இருந்தது.

கடந்த 1995இல் இப்படிப்பட்ட ஞெகிழிக் கழிவுகளின் கிடங்கு எரிந்து அதனால் சூழலுக்கு பாதிப்பும், அப்பகுதியிலுள்ள மக்களுக்கு உடல்நலக் கேடுகளும் உண்டாயின என்பது அரசுக்குத் தெரியும். ஆனால், அதன் பாதிப்பு குறித்துத் தெரிந்திருந்தும், வாய்திறக்காமல் இருந்த அரசு இப்போது ஏன் இந்த எச்சரிக்கையைச் செய்கிறார்கள் என்றால் நாடெங்கும் ஞெகிழிக்கு எதிரான கருத்துப் பரப்பலை அடுத்து அரசும் தன் பங்குக்கு ஏதாவது செய்யவேண்டும் என்ற நிலைக்குத் தள்ளப்பட்டுள்ளது என்பதுதான் உண்மை.

1995ஆம் ஆண்டு நடந்தது என்ன?

தில்லியில், சுவாலபுரி என்ற இடத்தில் அனைத்து வகையான ஞெகிழிக் கழிவுகளைச் சேர்த்து வைத்து மறுசுழற்சிக்காக விற்பனை செய்யும் மிகப்பெரிய வணிகத்தளம் உள்ளது. 1995, சூன் மாதம் 6ஆம் நாள் தீயினால் மிகப்பெரிய நேர்ச்சி ஏற்பட்டு அங்கிருந்த 2500 கடைகள் எரிந்து சாம்பலாயின.

அந்நேரத்தில், ஞெகிழிக் கழிவுகள் எரிந்ததால் மிக அடர்த்தியான கருமையான நச்சுப் புகை வெளியாகி, அந்த இடமே நச்சுப்புகையால் சூழப்பட்டது. அந்நேரத்தில் அங்கு 45 டிகிரி செல்சியஸ் வெப்பம் இருந்ததாக ஓர் ஆய்வறிக்கை தெரிவிக்கிறது. அங்கு வாழ்ந்த மக்களுக்கு பலவகையான கொடிய நோய்கள் உண்டாகித் துன்புற்றதாகவும் (இன்னமும் பலர் அந்தக் கொடிய நோய்களிலிருந்து மீளவில்லை) இதனால் பல கோடி ரூபாய் பொருளிழப்பு ஏற்பட்டதாகவும் செய்திகள் தெரிவிக்கின்றன.

இப்படிப்பட்ட சிக்கல்கள், எதிர்பாராமல் நடக்கும் விபத்துகளில் தவிர்க்கமுடியாதுதான். ஆனால், ஞெகிழிக் கழிவுகளை நாம் பூதியுலையில் எரிக்கும்போது இப்படிப்பட்ட விளைவுகள் உண்டா என்றுதானே கேட்கத் தோன்றுகிறது?

பூதியாக்கம் குறித்த கட்டுக்கதைகள்

நாமறிந்த வரையில் பூதியுலைகள், மருத்துவமனைகளில் சேரும், நோய்களைப் பரப்பக்கூடிய கழிவுப் பொருட்களை எரிப்பதற்காக முதன்முதலில் அறிமுகப்படுத்தப்பட்டது. இப்போது அனைத்து வகையான குப்பைகளை (ஞெகிழியையும் சேர்த்து) எரிப்பதற்கும் பயன்படுத்தப்படுகிறது.

பூதியுலைகள் வழக்கம்போல மேலை நாடுகளிலிருந்துதான் அறிமுகப்படுத்தப்பட்டன. அந்நாடுகளில் அதிக அளவு உருவாக்கப்பட்டு விட்டதால் இங்கு இறக்குமதி செய்யப்படுகின்றன என நீங்கள் நினைத்தால் அது அடிப்படையிலேயே தவறு. மேலை நாடுகளில் ஞெகிழியை மறுசுழற்சி செய்ததால் என்ன சிக்கல்கள் ஏற்பட்டதோ, அதே சிக்கல்கள்தான் இதற்கும் ஏற்பட்டது. எனவே, பூதியுலைகளை இந்தியா போன்ற ஏமாந்த, வளரும் நாடுகளுக்கு ஏற்றுமதி செய்தனர்.

பூதியுலைகளை இறக்குமதி செய்யும் எல்லா நாடுகளுக்கும் சொல்லப்பட்ட காரணங்கள் என்னவெனில், எரிப்பதன்மூலம் நமக்குக்

கழிவுக் பொருட்களின் சிக்கல்கள் தீரும். மேலும், எரிப்பதன்மூலம் ஆற்றலைப் பெறலாம் என்பதுதான். ஆனால், கழிவுகளை எரிக்கும்போது வெளியாகும் ஆற்றல் குறிப்பிடத்தக்கதல்ல. இம்முறையில் மூலப் பொருட்களைவிட, அதிக நச்சுத்தன்மையுள்ள எச்சங்களும், காற்றில் கலக்கும் மாசுகளும் உருவாகின்றன. அதாவது, முதல் நிலைக் குப்பைகளிலிருந்து, இரண்டாம் நிலைக் கழிவுகள், சாம்பல் மற்றும் வளிகள் உண்டாகும் மாற்றமே நடக்கிறது.

பொதுவாக, பூதியுலைகள் எந்திரங்கள் என்பதால் அடிக்கடி பழுதடைவதுடன் தனக்குரிய முழுத்திறனை அவை எப்போதும் கொடுப்பதில்லை. ஆகவே, எரித்துச் சாம்பலாக்கக் கூடிய வெப்பநிலையை எட்டமுடியாத காரணத்தால் மிகவும் நச்சுத்தன்மையுள்ள பொருட்களை உருவாக்குகின்றன. அதனால், மக்களுக்கு காற்றில் கலந்த மாசுகளை உயிர்ப்பதாலும் (சுவாசிப்பதாலும்) அச்சாம்பல்களினால், உணவுத் தொடரியின் வழியாக இருமல், மூச்சத் திணறல், மயக்கம், நிலைப்படுத்த முடியாமை போன்ற உடல் நலக் கேடுகளும் மற்றும் எரிக்கும்போது வெளியாகும் இரு உயிரகை (டயாக்சின்) நச்சுப் புகையால் புற்றுநோய்க்கும் வழிவகுக்கிறது.

இதுவே இப்படியென்றால், பூதியுலைகளில் வேலை செய்யும் தொழிலாளர் நிலையை என்ன சொல்வது? ஓர் இடத்தில் பூதியுலைகள் செயலாற்றத் தொடங்கியபின், அந்த இடத்தில் உணவு தொடர்பான தொழிற்சாலைகள் வரத் தயங்குகின்றன. ஏன் மக்களே அங்கு வாழ முடியாத அளவுக்கு அந்த இடம் நச்சுத் தன்மையுள்ள மண்டலமாக மாறிவிடுகிறது என்பதுதான் உண்மை.

நச்சுக் கழிவுப் பொருட்களை மறுசுழற்சி செய்யும்போது அல்லது எரிக்கும்போது நமக்கு ஏற்படும் பல்வேறு இடர்கள் குறித்துத் தெரிந்தும், நாம் தொடர்ந்து பயன்படுத்திக் கொண்டிருப்பதற்கு அல்லது ஏமாந்து கொண்டிருப்பதற்கு நமக்கு ஊடகமாகப் பயன்படும் சொல் என்ன தெரியுமா? 'கழிவு மேலாண்மை' என்ற சொல்தான். இப்போது, கழிவு மேலாண்மை என்பது கழிவையும், அதன் தீங்குகளையும் மறைக்கும் அதிக லாபமுள்ள ஒரு பன்னாட்டு வணிகமாக மாறிச் செயல்பட்டு வருகிறது.

மேலை நாடுகளின் நச்சுக் கழிவுகளை அகற்றவும், அதை மற்ற வளரும் நாடுகளுக்கு இறக்குமதி செய்யத் தேவையான மனநிலையை அந்நாடுகளில் உருவாக்கவும், அதற்கான உத்திகளைத் திட்டமிடவும் பன்னாட்டு நிறுவனங்கள், கழிவு மேலாண்மை நிறுவனங்களுக்குப்

பணம் கொடுக்கின்றன. எனவே, கழிவு மேலாண்மை என்ற பெயரில் நெறிமுறையற்ற வழிகளில் மறு பயனுக்குரிய பொருட்களில், இடரான, பயனற்றக் கழிவைக் கலப்பதற்கு அந்நிறுவனங்கள் துணை போகின்றன.

நச்சுக்கழிவுகளை ஏற்றுமதி செய்யும் மேலை நாடுகள்தான், அக்கழிவுகளை இறக்குமதி செய்யும் இந்தியா போன்ற வளரும் நாடுகளில் நச்சுக் கழிவினால் ஏற்படும் சிக்கல்களைத் தடுப்பதற்கான தொழில்நுட்பங்களுக்கும்(!) சுற்றுச்சூழல் காப்புத் திட்டங்களுக்கும் மாற்றுக் கருத்துகளைக்(!) கூறும் நிறுவனங்களையும் அமைத்திருக்கின்றன. மேலும், பொன்னான அக்கருத்துகளைக் கூறியதற்கான பணத்தையும் பெற்று இந்தியா போன்ற நாடுகளை மேலும் மேலும் சுரண்டிக் கொழுக்கின்றன. இதிலிருந்தே மேலை நாடுகளின் நயவஞ்சகமான சூழ்ச்சி வலையைப் புரிந்துகொள்ளலாம்.

ஞெகிழியைப் பயன்படுத்துபவர்கள், ஞெகிழி சுற்றுச் சூழலுக்கு உதவி செய்வதாகக் கூறுகிறார்கள். அதாவது, மரங்களுக்கு மாற்றாக ஞெகிழி பயன்படுத்துவதால் இயற்கையின் அடிப்படை வளத்தைக் காத்து, சுற்றுச்சூழலுக்கு உதவுவதாகக் கூறுகிறார்கள்.

ஆனால், ஞெகிழி உருவாக்கத்திற்குப் பயன்படுத்தும் எண்ணெய், இயற்கை வளத்திலிருந்துதான் எடுக்கப்படுகிறது என்பது அவர்களுக்குத் தெரிவதில்லை. மேலும் ஞெகிழியின் அதிக உருவாக்கத்திற்கு அதிக எண்ணெயைப் பயன்படுத்த வேண்டிய தேவை இருப்பதால், அளவுக்கு மீறி எடுத்துச் சுற்றுச்சூழலில் கேடுகளை ஏற்படுத்தி வருகிறார்கள்.

குறிப்பாக, சிக்கல் தரக்கூடிய ஒரு பொருளை இறக்குமதி செய்வதோடு, அதன் பல்வேறு சிக்கல்களை எதிர்கொள்ள அளிக்கப்படும் தீர்வும் மேலும் சிக்கல்களை உருவாக்கக்கூடிய நிலையில், அப்படிப்பட்ட பொருட்களின் கழிவை இறக்குமதி செய்வதோ அல்லது உருவாக்கம் செய்வதோ தடுக்கப்படவேண்டுமேயொழிய, அதை மேலாண்மை செய்வதில் அல்ல என்பதே சரியான தீர்வாக இருக்கும்.

ஞெகிழியும் அரசும்

ஞெகிழியால் நீர், நிலம் காற்று ஆகியவை மாசடைந்து சூழலுக்கும், மாந்த சமுதாயத்திற்கும் கேடுகள் உருவாகி வருவதைப் புரிந்துகொள்ள முடியும். அப்படி என்றால், இப்படிப்பட்ட சிக்கலான ஒரு பொருளின் மீது அரசின் நிலைப்பாடு என்ன என்ற கேள்வி நமக்கு எழுவது இயல்பான ஒன்றுதானே?

ஏனெனில், மக்களுடைய நலன்களைக் காக்கத்தானே அரசு என்ற ஒன்று இருக்கிறது. அரசுக்குத் தெரியாமல் ஒன்றும் நடப்பதில்லை என்ற கனவுகூட நமக்கு உண்டு. அது அனைத்தையும் கவனித்துக்கொள்ளும் என்ற நம்பிக்கையோடுதான் நாம் வாழ்ந்து கொண்டிருக்கிறோம். ஆனால், நம் நம்பிக்கையில் மண்ணைப் போடும் வகையில் அல்லவா அரசின் நிலைப்பாட்டைப் பார்க்க முடிகிறது - அதன் ஒவ்வொரு செயல்பாட்டிலும்.

சான்றாக - புதுவையிலும், தமிழ்நாட்டிலும் புற்றீசல்கள் போலத் தோன்றிய பல நிதி நிறுவனங்கள், நம்பமுடியாத பல சலுகைகளை மக்களுக்கு வழங்குவதாக விளம்பரப்படுத்தின. அரசுக்கு அவற்றைப் பற்றி நன்றாகவே தெரியும். ஆனால்- மாநில அரசுகளோ, நடுவணரசோ இந்நிறுவனங்கள் குறித்து மக்களுக்கு ஏதும் எச்சரிக்கை செய்யவில்லை. மாறாக, அமைதி காத்தன. அந்நிறுவனங்களின் திருட்டுத் தனங்களால் மக்கள் ஏமாற்றப்பட்ட பிறகு, மக்களின் தூண்டுதல் பேரிலேயே அரசு நடவடிக்கை எடுத்தது. அதுவும் கண்துடைப்பு நடவடிக்கைதான். அதற்குள் பலர் ஏமாற்றப்பட்டு, தற்போது 'சங்கங்கள்' அமைத்துப் போராடி வருகின்றனர். இதிலிருந்தே அரசு பற்றியும் நம் நம்பிக்கைகள் அப்பட்டமான பகற்கனவு என்பதும் புரிந்திருக்கும்.

அப்படியே, அரசும் அதில் தலையிட்டு நடவடிக்கைகள் எடுப்பதற்குள் அதன் சிக்கல்கள் தடுக்க முடியாத அளவுக்கு கூடச் சென்றுவிடும். பின்பு, அவற்றிலிருந்து மீளவே பெரிய திட்டங்களைத் தீட்ட வேண்டியிருக்கும். இதனால், சிக்கல்களின் அடிப்படையான காரணங்கள் குறித்து அறியப்படாமலேயே போய்விடக்கூடும். இப்படித்தான் இன்றைக்கு இந்திய நாட்டின் சுற்றுச்சூழல் குறித்த நடைமுறைகள் உள்ளிட்ட பல்வேறு நடைமுறைகள் இருக்கின்றன.

நடுவணரசின் முரண்பட்ட கருத்துகள்

சில நேரத்தில் நமக்கு வாய்ப்பான சில நடவடிக்கைகளை, நடுவணரசோ அல்லது மாநில அரசுகளோ எடுக்கும்போது, அங்கிருந்தே சில முரண்பாடான கருத்துகளும் வருவது வியப்பளிக்கும். சான்றாக, நடுவணரசின் சுற்றுச்சூழல் மற்றும் கான் (வனத்)துறை அமைச்சர், ‘ஞெகிழியின் மறுசுழற்சிப் பொருட்களிலிருந்து உருவாக்கப்படும் பொருட்களைத் தடை செய்ய வேண்டும்’ என்றார். மேலும், உணவுப் பொருட்களை ஞெகிழிப் பைகளில் அடைத்துக் கொடுப்பதைத் தடை செய்யப்போவதாகவும் அறிவித்திருந்தார்.

அப்பொழுது தில்லியில் கடுகு எண்ணெய்க் கலப்படத்தைத் தொடர்ந்து பல்வேறு சிக்கல்கள் ஏற்பட்டன. உடனே நடுவணரசின் உணவு மற்றும் நுகர்வோர் துறை அமைச்சக அதிகாரிகள், அமைச்சரின் அறிவிப்பாக, இனிமேல் கடுகு எண்ணெய் போன்ற பொருட்களைக் கண்டிப்பாக ஞெகிழி போன்ற பைகளில்தான் அடைத்துக் கொடுக்க வேண்டும் என்று அறிவித்தார்கள். உண்மையில், ஞெகிழியின் நச்சுவேதிப் பொருட்கள் அதிக அளவில் கரைவது எண்ணெய்ப் பொருட்களில்தான். ஆனால், வழக்கம்போல கடுகு எண்ணெய்ச் சிக்கலின்போது ஞெகிழியின் சிக்கல்கள் மறைக்கப்பட்டன.

அதாவது ஒரு சிக்கலுக்குத் தீர்வாக இன்னொரு சிக்கலை அரசே உருவாக்குகிறது. நிலையான தீர்வு என்பது இல்லாமலேயே போய்விடுகிறது. குறிப்பாகச் சொல்ல வேண்டுமென்றால், ஞெகிழிப் பொருட்களினால் ஏற்படும் தீங்குகள் குறித்து 15-20 ஆண்டுகளுக்கு முன்பே, பல்வேறு மேலைநாடுகள் தங்கள் ஆய்வு முடிவுகளைத் தெரிவித்தன. ஆனால், இந்தியாவில் ஞெகிழிப் பொருட்களின் வருகையைத் தடைசெய்யவோ அல்லது அவற்றைப் பயன்படுத்துவதன் மூலம் ஏற்படும் கேடுகள் குறித்து மக்களிடையே விழிப்புணர்வை ஏற்படுத்தவோகூட அரசு முயற்சிக்கவில்லை.

நச்சுக் கழிவுகளின் இறக்குமதியில் அரசின் நிலைப்பாடு

மேலை நாடுகளிலிருந்து வளரும் நாடுகளுக்கு நச்சுக் கழிவுகளை இறக்குமதி செய்யத் தடை விதிக்கும் 'பேசல் ஒப்பந்தம்' நடைமுறையில் இருக்கின்றபோதே, நச்சுக்களான ஞெகிழிக் கழிவுகள் இங்கு இறக்குமதி செய்யப்பட்டன. ரோம் எரிந்தபோது அந்நாட்டு மன்னனான நீரோ 'பிடில்' வாசித்ததைப்போல இந்தியா நடந்துகொண்டது. நச்சுக் கழிவுகளின் இறக்குமதியைத் தடுப்பதற்குத் தேவையான சட்டதிட்டங்கள் இங்கு கடுமை ஆக்கப்படவில்லை.

குறைந்த மதிப்பில் தொழில் செய்ய இடம், குறைந்த கூலிக்கு நிறைய வேலையாட்கள், சுற்றுச்சூழல் குறித்து அக்கறையற்ற அரசு, விழிப்புணர்வு அற்ற மக்கள் இவற்றையெல்லாம் கணக்கில்கொண்டு ஏமாற்றுவதற்கு, இந்தியாதான் 'தி ரைட் சாய்ஸ் பேபி' என்று பெப்சி போன்ற நிறுவனங்கள் சொல்வதன் பொருள்.

சான்றாக பேசல் ஒப்பந்தம் நடைமுறையில் உள்ளபோது இந்தியாவிற்கு இறக்குமதி செய்யப்பட்ட ஞெகிழிக் கழிவுகளின் பட்டியலை கிரீன்பீஸ் அமைப்பு தந்துள்ளது.

ஆஸ்திரேலியா	-	1990-93	- 93,000 கி.கி
கனடா	-	1992	- 42,275 கி.கி
அமெரிக்கா	-	1992-93	- 1,18,36,500 கி.கி

மேற்கண்ட ஞெகிழி நச்சுக் கழிவுகள் மட்டுமன்றி வேறுசில நச்சுக் கழிவுகளையும் நமக்கு மேலை நாடுகள் வளர்ச்சிக்காக (!) வாரி வழங்கியுள்ளன.

அதன் தொடர்ச்சியாக, இன்று பெப்சி, கோக கோலா, பியூச்சரா போன்ற பெரிய நிறுவனங்கள் இந்தியாவில் மறுசுழற்சி மூலம் ஞெகிழிப் புட்டில்கள் மற்றும் ஞெகிழி சார்ந்த பொருட்களை உருவாக்கும் தொழிற்சாலைகளுக்கு இசைவு பெற்றுள்ளன. அதன் உருவாக்கங்கள் மேலை நாடுகளுக்கு ஏற்றுமதி செய்யப்படுகின்றன. ஆனால், அதன் உருவாக்கத்தின்போது வெளியாகும் நச்சுக் கழிவுகளால் மக்கள் கடுமையான பாதிப்பிற்கு உள்ளாவதுதான் நாம் அடைந்த பலன்.

சமுதாய மனநிலையை உருவாக்குவதில் அரசின் நிலைப்பாடு

ஒருபுறம் ஞெகிழிப் பொருட்களின் உருவாக்கம் அதிகரிக்கும் வேளையில், அதற்குண்டான தேவையை அதிகரிக்கும் நோக்கில், கருத்துகளைப் பரப்பும் உத்திகளின் மூலம், ஏமாற்றும் திட்டங்களுடன் அவை மக்கள் முன் விளம்பரம் செய்யப்படுகின்றன. தொலைக்காட்சி, வானொலி போன்றவை இதற்காகவே இப்போது 'தொண்டு' செய்கின்றன. அதற்கு இன்றைய நுகர்வுப் பண்பாடு மிக முதன்மையாகப் பங்காற்றுகிறது.

மக்களுடைய கட்டுப்பாடற்ற ஞெகிழிப் பயன்பாடு அதன் உருவாக்கத்தை அதிகமாக்கும் காரணியாக மாறுகிறது. அதை ஈடு செய்யும் வகையில் உருவாக்கம் (உற்பத்தி) தேவைப்படுகின்றது. எனவே, தொழில்நுட்ப வசதிகளுடைய மேலைநாடுகளின் நிறுவனங்கள் இங்கேவர வாய்ப்பு ஏற்படுகிறது. எனவே, அதற்குத் தேவையான தொழில்நுட்பத் தொழிலாளர்களை உருவாக்கக்கூடிய கல்விக் கூடங்கள் தேவைப்படுகின்றன. அக்கல்விக் கூடங்கள் பன்னாட்டு நிறுவனங்களின் உதவியுடனும், அரசின் நிதி உதவியுடனும் நிறுவப்படுகின்றன. அத்தொழிற் கல்வியைக் கற்க நம்மிடையே பலத்த போட்டி. அதாவது, நமக்கு நாமே திட்டம் - நம்மை மாய்த்துக் கொள்ள!

அதனைத்தொடர்ந்து அத்தொழிற்கல்வியைப் பயின்றவர்களுக்கு வேலை தரவேண்டிய கட்டாயத்திலாவது இப்படிப்பட்ட தொழிற்சாலைகள் - அவை நச்சுப் பொருட்களை உருவாக்குவதாக இருந்தாலும் - இருந்தாக வேண்டிய நிலை. இப்படிப்பட்ட செயற்பாடுகளின் மூலம் ஞெகிழிப் பொருட்களின் உருவாக்கம் என்பது தவிர்க்க முடியாத நிலைக்குப் போய், சமுதாயத்தில் அதற்கு எதிர்ப்பு இல்லா நிலையை அரசே உருவாக்கி விடுகிறது.

அதனால்தான், தில்லியில் சுவாலபுரி ஞெகிழிக் கிடங்கு எரிந்ததால் ஏற்பட்ட விபத்துகளில் உண்டான தீங்குகளை அடுத்து ஞெகிழி மறுசுழற்சி மீதான கட்டுப்பாடுகள், கழிவுகளை முறைப்படுத்துதல் போன்றவற்றிற்காக ஓர் ஆய்வரங்கம் நடந்தது.

அதில் முதன்மையாகச் சுட்டிக்காட்டப்பட்டது என்னவென்றால் ஞெகிழிக் கழிவுகள் குறித்துக் கண்காணிப்பதற்கோ அல்லது அக்கழிவுகளைக் கட்டுப்படுத்தி ஒழுங்குபடுத்துவதற்கோ தேசிய அளவில் ஓர் அமைப்பு இல்லை. எனவே, அத்தகைய அமைப்பை உருவாக்க வேண்டும் என்று நடுவணரசுக்குப் பரிந்துரை செய்திருக்கிறார்கள். அதாவது ஒழிப்பதற்கல்ல. கட்டுப்படுத்தவே பரிந்துரை. அப்பரிந்துரை

கூட என்னவாயிற்று எனத் தெரியவில்லை. இறுதியாக அரசின் நிலைப்பாட்டை நாம் இப்படித்தான் புரிந்துகொள்ள முடிகிறது. கல்வி, வேலைவாய்ப்பு மற்றும் பண்பாடு மூலமாக நிலைபெற்றுவிட்ட சிக்கலான ஒரு பொருளை பயன்பாட்டுக்கு விட்டுவிட்டு, பிறகு அதன் சிக்கல்கள் அதிகமாகும்போது அதை நாம் விரும்பினாலும் தவிர்க்க முடிவதில்லை.

மாறாக, அச்சிக்கல்களை எப்படிக் குறைப்பது என்பதே நம் வேலையாகிவிடுகிறது. இதைப்போன்ற நிலைக்கே நாம் இப்போது வந்திருக்கிறோம் - சுற்றுச்சூழலை பலியிட்டு.

என்ன செய்ய வேண்டும்?

ஞெகிழிப் பொருட்களின் உருவாக்கத்தின்போதும் அதைப் பயன்படுத்தும்போதும் பின் அவை கழிவுப் பொருட்களாக ஆன பிறகும் நமக்குப் பல வகைகளில் சிக்கல்களை ஏற்படுத்துகின்றன. அதுமட்டுமின்றி, ஞெகிழியின் தீய விளைவுகளின்று தப்பிக்க மாற்றாகச் சொல்லப்படும் மறுசுழற்சி மற்றும் எரித்தல் ஆகியவையும் பயனற்றவை என்பதும் நமக்குத் தெரியவருகிறது. ஆனால், இவற்றையெல்லாம் முறைப்படுத்த வேண்டிய அரசோ, பொருளியல் காரணத்தைக் கணக்கில்கொண்டு இவற்றை கண்டும் காணாமல் இருக்கின்ற நிலைப்பாட்டையும் நாம் பார்த்தோம். ஆக, இச்சிக்கல்களுக்கு என்னதான் தீர்வு என்ற கேள்வி நம்முன் எழுகிறது.

ஞெகிழிப் பொருட்களை உருவாக்குபவர்களோ அல்லது அதை நமக்கு விற்பனை செய்பவர்களோ தங்கள் லாபம் கருதி அதை நிறுத்தமாட்டார்கள். அதைப்போல, சுற்றுச்சூழலுக்குக் கேடு விளைவிக்கும் ஒரு பொருளை, இந்தியாவில் இறக்குமதி செய்வதன் மூலம் வளர்ந்த நாடுகளிலிருந்து மேலும் ஏதாவது கடன் கிடைக்காதா என ஆவலாக இருக்கும் அரசிடமிருந்து நாம் எதையும் எதிர்பார்க்க முடியாது. எனவே, ஞெகிழிப் பொருட்களால் உண்டாகும் தீய விளைவுகளினால் பாதிக்கப்படும் பொதுமக்களான நாம்தான் இச்சிக்கல்களுக்குத் தீர்வுகாண வேண்டும்.

ஆனால், பெரும்பாலோர் 'நாம் என்ன செய்ய முடியும்?' 'எனக்கு என்ன தெரியும்?' 'நன்கு படித்தவர்கள், அரசு அதிகாரிகள், சுற்றுச்சூழலியல் வல்லுநர்கள் போன்றவர்களால்தான் இதற்குத் தீர்வு காண இயலும்' என்று கருதுகிறார்கள்.

மேலும், 'ஞெகிழி தொடர்பான பொருட்கள் இன்று நம் வாழ்வில் இன்றியமையாத பொருளாக ஆகிவிட்ட பின் அதை ஒழிக்க முடியுமா?' என்ற கேள்வியையும் எழுப்புகின்றனர். ஆனால், பொதுமக்களின் நேர்மையான, ஒன்றுபட்ட செயற்பாடுகளின் மூலம்தான் நமக்குப் பல வாழ்வியல் உரிமைகள் கிடைத்துள்ளன. சுற்றுச்சூழல் மீதான மக்களின் இடைவிடாத போராட்டங்களின் விளைவாகத்தான் இன்றும் இந்தியாவில் சுற்றுச்சூழல் குறித்த விழிப்புணர்வுச் செயற்பாடுகள் நடந்தவண்ணம் உள்ளன.

இப்போது நடுவணரசேகூட ஞெகிழி குறித்த சில கட்டுப்பாடுகளை ஏற்படுத்தி இருப்பதே இங்குள்ள மக்களின் தொடர்ந்த செயற்பாடுகளின் விளைவே என்பதை நாம் மறக்கக்கூடாது.

அதேநேரத்தில், வளர்ந்த நாடுகளில் என்ன நடந்தது என்ற செய்திகளையும் நாம் கவனத்தில் கொள்ளவேண்டும். குறிப்பாக, நச்சுக் கழிவுகளின் இறக்குமதியின்போதும், அதற்கு மாற்றாக முன்னிறுத்திய மறுசுழற்சித் திட்டங்கள், எரித்தல் குறித்த செய்திகளின்போதும் நாம் சுட்டிக் காட்டியது என்ன? அவை வளர்ந்த நாடுகளிலிருந்து இங்கு வந்ததே என்பதும், அங்குள்ள மக்களின் ஒன்றுபட்ட எதிர்ப்பினால் என்பதும், அதற்கேற்றாற்போல் சுற்றுச்சூழல் விழிப்புணர்வு அங்கு இருப்பதும், அவற்றை அங்குள்ள அரசு தன் சட்டங்களுக்குட்பட்டு நடக்குமளவுக்கு மக்களின் செயற்பாடுகள் இருந்து வருவதும் நமக்குத் தெரியவருகிறது. அங்குள்ள மக்களின் நாகரீகப் பண்பாட்டை பின்பற்றத் துடிக்கும் நாம், ஏன் சுற்றுச்சூழல் மீது அவர்கள் காட்டுகின்ற அக்கறையைப் பின்பற்றக்கூடாது?

எனவே, நாம் அனைவரும் ஒன்றுதிரண்டு இச்சிக்கல்களைத் தீர்க்க அரசுக்கு அழுத்தம் தரவேண்டும். அதேநேரத்தில், நம் ஒவ்வொருவரின் சிறுசிறு செயல்களின் மூலமும் சில நல்ல விளைவுகளை ஏற்படுத்த முடியும்.

ஞெகிழி குறித்து நாம் என்ன செய்யலாம்?

ஞெகிழி உருவாக்கத்தின்போது:

ஞெகிழி உருவாக்கத்தின்போது நச்சு வேதியல் பொருட்களை பயன்படுத்துவதால், அதிலுள்ள நச்சுக் கழிவுப்பொருட்கள் நிலத்திலும் காற்றிலும் சேர்ந்து கேடுறச் செய்கிறது. நேர்ச்சிகளின்போது இறப்புகூட ஏற்படுகிறது. எனவே, அடிப்படையில் இப்படிப்பட்ட தொழிற்சாலைகள் உருவாகாமல் தடுக்க முயற்சிசெய்யலாம்.

ஞெகிழி தொடர்பான தொழிற்சாலைகள் முன்பே இருந்தால், அந்தத் தொழிற்சாலைகளின் கழிவுகளை முறைப்படுத்தி வெளியேற்றுகிறார்களா என்று கண்காணிக்கலாம். இல்லையெனில் நடவடிக்கை எடுக்க ஏற்பாடு செய்யலாம்.

அரசு, ஞெகிழிப் பொருட்களை உருவாக்கும் நிறுவனங்களுக்கு சில கட்டுப்பாடுகளை விதிக்கவேண்டும். குறிப்பாக, ஞெகிழிப் பொருட்களைக் கொண்டு உருவாக்கப்படும் பொருட்களைத் தவிர்த்து, தவிர்க்க முடியாத தேவைக்குப் பயன்படும் ஞெகிழிப் பொருட்களை மட்டுமே உருவாக்கவேண்டும் என ஆணையிட வேண்டும்.

அதற்கடுத்து எந்த நிறுவனம் ஞெகிழிப் பொருட்களை உருவாக்குகிறதோ, அது ஞெகிழியின் முழுப் பயன்பாட்டிற்குப் பிறகு, அக்கழிவுகளை சேமித்தும், அதை மக்களுக்குப் பாதிப்பில்லாத முறையில் அகற்றவேண்டிய பொறுப்புகளையும் ஏற்கச் செய்யவேண்டும். அப்படி செய்வதன் மூலம், ஞெகிழி உருவாக்கம் செய்வதும் குறைய வாய்ப்பு ஏற்படும்.

ஞெகிழிப் பயன்பாட்டின்போது:

உணவுப் பொருட்களை ஞெகிழிப் பைகளில் அடைத்துக் கொடுப்பதைப் பயன்படுத்துவதால்தான் நாம் தோல் நோயிலிருந்து புற்றுநோய் வரையான பாதிப்புகளுக்கு உள்ளாகிறோம்.

எனவே, ஞெகிழிப் பொருட்களைத் தவிர்த்து, நமக்குப் பாதிப்பு உண்டாக்காத பொருட்களைப் பயன்படுத்தலாம். குறிப்பாக, கண்ணாடி அடைப்பான்கள், தாள்பைகள், துணிப்பைகள், உலர்ந்த இலைகள், சணற்பைகள் போன்றவற்றைப் பயன்படுத்தலாம்.

தேநீர்க் கடைகளில் ஞெகிழிக் குவளைக்கு மாற்றாக மேற்குவங்கம், இமாச்சலப் பிரதேசம் போன்ற மாநிலங்களில் பழக்கத்தில் உள்ளது போன்ற மண் குவளைகளைப் பயன்படுத்தலாம். உலர்ந்த மர இலைகள் (அ) பட்டைகளைக் குவளைகள்போல வடிவமைத்துப் பயன்படுத்தலாம்.

ஞெகிழிக் குப்பைகளை முழுமையாகத் தவிர்க்கலாம். முடிந்த அளவு கடைகளுக்குச் செல்லும்போது துணிப்பைகளை எடுத்துச் செல்லலாம். இல்லையென்றால் இருக்கின்ற ஞெகிழிப் பைகளை மறுபடியும், மறுபடியும் பயன்படுத்துவதன் மூலம் புதிய ஞெகிழிப் பைகள் புழக்கத்திற்கு வருவதைக் கட்டுப்படுத்தலாம்.

ஞெகிழிப் கழிவுப் பொருள் குறித்து:

ஞெகிழிக் கழிவுப் பொருட்கள் மண்ணில் மட்காத காரணத்தால் அவை நிலத்திலும், நீரிலும் பாதிப்புகளை ஏற்படுத்துகின்றன. அதுமட்டுமன்றி, ஞெகிழிக் கழிவுகள் வாய்க்கால்களிலும், வீதிகளிலும் எனக் கண்ட இடங்களில் தூக்கி எறியப்படுவதால், பல்வேறு உடல் நலக்கேடுகள் ஏற்படுகின்றன. மேலும், செடிகொடிகளின் வளர்ச்சிக்கும், விலங்குகளின் இறப்பிற்கும் காரணமாகின்றன.

எனவே, ஞெகிழிக் கழிவுப் பொருட்களைக் கண்ட இடங்களில் கொட்டுவதைத் தவிர்த்து அதைத் தனியே எடுத்துவைத்து குப்பைகளை எடுத்துச் செல்பவர்களிடம் கொடுக்கலாம்.

ஞெகிழியின் மறுசுழற்சி மற்றும் எரித்தலின்போது:

மறுசுழற்சி செய்யப்பட்ட ஞெகிழிப் பொருட்கள்தான் மிகவும் கடுமையான விளைவுகளை ஏற்படுத்துகின்றன. எனவேதான், அரசே அதற்குத் தடைவிதிக்க நடவடிக்கை எடுத்துவருகிறது. குறிப்பாக, உணவு தொடர்பான பொருட்களை அதில் வைத்துக் கொடுப்பதைத் தவிர்க்கவேண்டும்.

அணுக் கழிவைப் போன்றே ஞெகிழிக் கழிவுகளும் இடச் சிக்கல்களை உருவாக்கி வருகின்றன. இதன் மூலம் வளர்ந்த நாடுகள், வளரும் நாடுகளில் சுற்றுச்சூழல் பாதிப்பை உருவாக்கி வருகின்றன. இரண்டும் மாந்த சமுதாயத்திற்கு மிகப்பெரிய அழிவைத் தொடர்ந்து உருவாக்கி வருகின்றன.